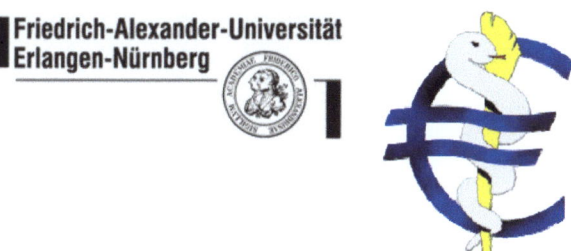 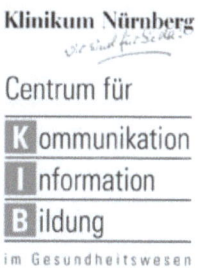

Centrum für
Kommunikation
Information
Bildung
im Gesundheitswesen

Berufsbegleitender Fernstudiengang

Master of Health Business Administration (MHBA)

Freie wissenschaftliche Arbeit zur Erlangung des akademischen Grades
„Master of Health Business Administration (MHBA)"

Digitale Gesundheitsanwendungen

Björn Gemein

Frankfurt am Main

Gewidmet meinen Eltern
und meinen Großeltern
mit Dank für ihre lebenslange
Liebe, Unterstützung, Geduld,
Anerkennung und Wertschätzung

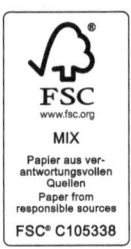

Bibliografische Information der Deutschen Nationalbibliothek: Die Deutsche Nationalbibliothek verzeichnet diese Publikation in der Deutschen Nationalbibliografie;
detaillierte bibliografische Daten sind im Internet über dnb.dnb.de abrufbar.

Herstellung und Verlag: BoD – Books on Demand, Norderstedt

ISBN 978-3-7534-9812-6

Auch als E-Book erhältlich: ISBN 978-3-7534-0596-4

Inhaltsverzeichnis

Abbildungsverzeichnis

Tabellenverzeichnis

Abkürzungsverzeichnis

a. e.	am ehesten
Abb.	Abbildung
Abs.	Absatz
ACB	Actual Clinical Benefit
AFMPS	Agence fédérale des médicaments et des produits de santé (in B)
AHCPR	Agency for Health Care Policy and Research (in USA)
AHSN	Academic Health Science Network (in GB)
AIHTA	Austrian Institute for Health Technology Assessment
ANSM	Agence nationale de sécurité du médicament et des produits de santé (in F)
ANSSI	Agence nationale de la sécurité des systèmes d'information (in F)
APA	American Psychiatric Association
API	Application Programming Interface
APPKRI	Meta-Kriterienkatalog für die Beschreibung und Bewertung von Gesundheits-Apps
Art.	Artikel
AsK	Umsetzung und Erprobung von Anwendungen über einen per eGK initiierten sicheren Kommunikationskanal
AWMF	Arbeitsgemeinschaft der Wissenschaftlichen Medizinischen Fachgesellschaften
BÄK	Bundesärztekammer
BE	Broteinheit
BfArM	Bundesinstitut für Arzneimittel und Medizinprodukte
BMG	Bundesministerium für Gesundheit (Bundesgesundheitsministerium)
BMJV	Bundesministerium für Justiz und Verbraucherschutz
BSI	Bundesamt für Sicherheit in der Informationstechnik
bspw.	beispielsweise
BVITG	Bundesverband Gesundheits-IT
BVMed	Bundesverband Medizintechnologie
bzgl.	bezüglich
bzw.	beziehungsweise
CAV	Clinical Added Value
CCG	Clinical Commissioning Group (in GB)
CE	Conformité Européenne
CHD	Connected Health Device
CMD	Connected Medical Device
CNEDiMTS	Commission nationale d'évaluation des dispositifs médicaux et des technologies de santé (in F)
CNIL	Commission Nationale de l'Informatique et des Libertés (in F)
CONSORT	Consolidated Standards of Reporting Trials
d. h.	das heißt
DGPPN	Deutsche Gesellschaft für Psychiatrie und Psychotherapie, Psychosomatik und Nervenheilkunde
DGPS	Deutsche Gesellschaft für Psychologie
DHT	Digital Health Technology

DiGA	Digitale Gesundheitsanwendung(en)
DiGAV	Digitale-Gesundheitsanwendungen-Verordnung („Verordnung über das Verfahren und die Anforderungen zur Prüfung der Erstattungsfähigkeit digitaler Gesundheitsanwendungen in der gesetzlichen Krankenversicherung")
DIMDI	Deutsches Institut für Medizinische Dokumentation und Information
DiMe	Digital Medicine Society
DIN	Deutsches Institut für Normung
DMEA	Digital Medical Expertise & Applications
DNVF	Deutsches Netzwerk Versorgungsforschung
DRKS	Deutsches Register klinischer Studien
DSGVO	EU Datenschutz-Grundverordnung
DVG	Digitale-Versorgung-Gesetz („Gesetz für eine bessere Versorgung durch Digitalisierung und Innovation")
eGK	elektronische Gesundheitskarte
eHealth	Electronic Health
ePA	elektronische Patientenakte
et al.	et alii
etc.	et cetera
evtl.	eventuell
FAMHP	Federal Agency for Medicines and Health Products (in B)
FHIR	Fast Healthcare Interoperability Resources
FOKUS	Fraunhofer-Institut für Offene Kommunikationssysteme
FOM	FOM Hochschule für Oekonomie & Management
FPS	Federal Public Service
GDPR	EU General Data Protection Regulation (= DSGVO)
gematik	Gesellschaft für Telematikanwendungen der Gesundheitskarte
ggf.	gegebenenfalls
GKV	Gesetzliche Krankenversicherung
GUI	Graphical User Interface
HAS	Haute Autorité de Santé
HIH	health innovation hub des Bundesministeriums für Gesundheit
HIMSS	Healthcare Information and Management Systems Society
HL7	Health Level 7
Hrsg.	Herausgeber
HTA	Health Technology Assessment
ICD-10	International Classification of Diseases, 10th Revision
ID	Identifikator
IEEE	Institute of Electrical and Electronics Engineers
IHE	Integrating the Healthcare Enterprise
INAMI	Institut national d'assurance maladie-invalidité (in B)
inkl.	inklusive
ISMS	Informationssicherheit-Managementsystem
ISO	International Standards Organization
IT	Information Technology
ITU	International Telecommunication Union

KBV	Kassenärztliche Bundesvereinigung
LOINC	Logical Observation Identifiers Names and Codes
LPPR	Liste des Produits et Prestations Remboursables (in F)
MARS	Mobile Application Rating Scale
MDD	Medical Device Directive
MDR	Medical Device Regulation
mERA	mHealth evidence reporting and assessment
mHealth	Mobile Health
MHRA	Medicines and Healthcare products Regulatory Agency (in GB)
MiG	Management im Gesundheitswesen
MIO	Medizinische(s) Informationsobjekt(e)
Mio.	Million(en)
mN	medizinischer Nutzen
MOST	Multiphase Optimization Strategy
MPG	Medizinproduktegesetz
Mrd.	Milliarde(n)
MTEP	Medical Technologies Evaluation Programme (in GB)
NEMA	National Electrical Manufacturers Association (in USA)
NFC	Near Field Communication
NHS	National Health Service (in GB)
NHS Digital	Health and Social Care Information Centre (in GB)
NHSX	National Health Service User Experience (in GB)
NIA	NHS Innovation Accelerator programme (in GB)
NICE	National Institute for Health and Care Excellence (in GB)
NIH	National Institutes of Health (in USA)
NIHDI	National Institute for Health and Disability Insurance (in B)
NLM	National Library of Medicine (in USA)
Nr.	Nummer
o. g.	oben genannt
o. J.	ohne Jahr
PCT	Pragmatic Clinical Trials
PICO	Patient/Population, Intervention, Comparison, Outcome
pSVV	patientenrelevante Struktur- und Verfahrensverbesserung(en)
pVE	positive(r) Versorgungseffekt(e)
rd.	rund
s. u.	siehe unten
SDO	Standards Developing Organization
SGB V	Fünftes Buch Sozialgesetzbuch
SIG	Special Interest Group
SMART	Sequential Multiple Assignment Randomized Trial
SNOMED CT	Systematized Nomenclature of Medicine Clinical Terms
SVDGV	Spitzenverband Digitale Gesundheitsversorgung

Tab.	Tabelle
TUB	Technische Universität Berlin
u. a.	unter anderem
URL	Uniform Resource Locator
VDE	Verband der Elektrotechnik Elektronik Informationstechnik
vesta	Verzeichnis für technische und semantische Standards („Interoperabilitätsverzeichnis")
z. B.	zum Beispiel
Z. n.	Zustand nach

1 Einführung: Digitale-Versorgung-Gesetz (DVG) und DiGA

Bereits seit mehreren Jahren bieten z. B. Apple Health[1] oder Google Fit[2] Anwendern die Möglichkeit, Gesundheitsdaten auf ihrem Smartphone zu organisieren, und diverse teils kostenpflichtige Gesundheits-Apps[3,4] existieren bspw. für Ernährung und Fitness, aber auch für Asthma, Diabetes[5], Kopf- und Rückenschmerzen und Raucherentwöhnung. Mobile Geräte und digitale Technik haben somit Einzug in den Gesundheitssektor gefunden,[6] allerdings bis dato zwar in der Weise, den Anwender mit Datensammlung, Datenverwaltung und Empfehlungen zu versorgen, dies jedoch nicht auf Basis verbindlicher Qualitätsvorgaben und auch noch nicht dahingehend, über definierte Standards eine Interaktion zwischen Anwendern / Patienten / Versicherten und Dienstleistern zu ermöglichen und, vergleichbar mit einer medikamentösen Therapie, verordnungsfähig und erstattungsfähig zu sein. Dies soll sich nun ändern durch das Digitale-Versorgung-Gesetz, das u. a. Regelungen für digitale Gesundheitsanwendungen schafft. Bezüglich der Leistungsbereiche der GKV-Regelversorgung sollen Inkompatibilitäten vermieden und eine Implementierung erleichtert werden.[7]

Als digitale Gesundheitsanwendungen in diesem Sinn bezeichnet werden „kooperative und/oder interaktive Anwendungen von modernen Informations- und Kommunikationstechnologien zur Verbesserung der Gesundheitsversorgung und Bevölkerungsgesundheit (insbesondere über die Nutzung von mobilen Endgeräten)".[7]

Das am 19. Dezember 2019 in Kraft getretene Digitale-Versorgung-Gesetz (DVG)[8] für eine bessere Versorgung durch Digitalisierung und Innovation verschafft gesetzlich Krankenversicherten einen Leistungsanspruch auf digitale Gesundheitsanwendungen (DiGA, „App auf Rezept"), also einem gesundheitsbezogenen Zweck dienender Software, welche von Ärzten und Psychotherapeuten zu Lasten der gesetzlichen Krankenversicherung verordnet werden kann.

---

[1]   https://www.apple.com/de/ios/health/
[2]   https://play.google.com/store/apps/details?id=com.google.android.apps.fitness&hl=de
[3]   https://www.trustedhealthapps.org/
[4]   Kramer U. et al. (2019), DNVF-Memorandum – Gesundheits- und Medizin-Apps (GuMAs), Gesundheitswesen. 2019;81(10):e154-e170, URL: https://www.thieme-connect.com/products/ejournals/abstract/10.1055/s-0038-1667451
[5]   https://www.diadigital.de/
[6]   McCinsey & Company (2018), Digitalisierung im Gesundheitswesen: die 34-Milliarden-Euro-Chance für Deutschland, URL: https://www.mckinsey.de/news/presse/2018-09-27-digitalisierung-im-gesundheitswesen
[7]   TUB/MiG (2019a), I.DiGA: Wege zu einer besseren Implementierung von digitalen Gesundheitsanwendungen in die Gesundheitsversorgung der GKV, Diskussionspapier Workshop 1 „Digitale Gesundheitsanwendungen: Ansätze für eine Kategorisierung", URL: https://www.mig.tu-berlin.de/fileadmin/a38331600/I.DiGA_Diskussionspapier_Workshop_1.pdf
[8]   Deutscher Bundestag (2019), Gesetz für eine bessere Versorgung durch Digitalisierung und Innovation (Digitale-Versorgung-Gesetz DVG), URL: https://www.bgbl.de/xaver/bgbl/start.xav?startbk=Bundesanzeiger_BGBl&start=%2F%2F*[%40attr_id=%27bgbl119s2562.pdf%27] #__bgbl__%2F%2F*%5B%40attr_id%3D%27bgbl119s2562.pdf%27%5D__1607413677858

Das DVG bringt Änderungen des Fünften Buches Sozialgesetzbuch (SGB V) mit sich, u. a. regelt es den Versorgungsanspruch gesetzlich Versicherter auf erstattungsfähige digitale Gesundheitsanwendungen (SGB V § 33a), welche vom Bundesinstitut für Arzneimittel und Medizinprodukte (BfArM) in das Verzeichnis für DiGA aufgenommen wurden (SGB V § 139e). Das BfArM bietet für die Aufnahme ein „Fast-Track"-Antragsverfahren.[9]

DiGA-Hersteller können beim BfArM gemäß SGB V § 139e einen Antrag auf Aufnahme der DiGA ins DiGA-Verzeichnis stellen. Hierfür müssen sie nach Digitale-Gesundheitsanwendungen-Verordnung (DiGAV)[10] den Nachweis erbringen, dass die DiGA den Anforderungen an den Datenschutz entspricht und die Datensicherheit nach dem Stand der Technik gewährleistet ist (siehe Anlage 1 DiGAV), den Anforderungen an Sicherheit, Funktionstauglichkeit und Qualität des Medizinprodukts entspricht (siehe Anlage 2 DiGAV), und positive Versorgungseffekte (pVE) aufweist (Abschnitt 3 DiGAV). Als positiver Versorgungseffekt gilt ein medizinischer Nutzen (mN) oder eine patientenrelevante Struktur- und Verfahrensverbesserung in der Versorgung (pSVV), nachzuweisen mindestens mittels einer retrospektiven, vergleichenden und quantitativen Studie. Mit Aufnahme in das DiGA-Verzeichnis kann eine DiGA erstattungsfähig verordnet werden. Die Definition der zu erfüllenden Anforderungen soll laut BMG sicherstellen, „dass qualitativ hochwertige digitale Gesundheitsanwendungen zügig in die Versorgung gelangen und so einen Mehrwert für die Versicherten generieren"[11].

Sowohl das DVG[12,13,14,15] als auch der Referentenentwurf der DiGAV[16,17] haben zu Diskussionen, Kritik, Anregungen und Stellungnahmen seitens Fachgesellschaften und Verbänden geführt, deren hauptsächliches Ziel es war, den Schutz der Patienten zu stärken und zugleich die Hürden für die Hersteller zu reduzieren.

---

[9]   https://diga.bfarm.de/antrag/de
[10]   BMG (2020d), Verordnung über das Verfahren und die Anforderungen zur Prüfung der Erstattungsfähigkeit digitaler Gesundheitsanwendungen in der gesetzlichen Krankenversicherung (Digitale Gesundheitsanwendungen-Verordnung – DiGAV), URL: https://www.gesetze-im-internet.de/digav/BJNR076800020.html
[11]   BMG (2020c), Referentenentwurf „Digitale-Gesundheitsanwendungen-Verordnung – DiGAV" (Verordnung über das Verfahren und die Anforderungen der Prüfung der Erstattungsfähigkeit digitaler Gesundheitsanwendungen in der gesetzlichen Krankenversicherung) vom 09.04.2020, Seite 2, URL: https://www.bundesgesundheitsministerium.de/fileadmin/Dateien/3_Downloads/Gesetze_und_Verordnungen/GuV/D/DiGAV_RefE.pdf
[12]   Kramer U. (2020), Rechtsverordnung zum DVG: Der steinige Weg ins DiGA-Verzeichnis, HealthOn, URL: https://www.healthon.de/blogs/2020/02/17/rechtsverordnung-zum-dvg-der-steinige-weg-ins-diga-verzeichnis
[13]   BVMed (2019), Stellungnahme zum Gesetzesentwurf der Bundesregierung für bessere Versorgung durch Digitalisierung und Innovation (Digitale Versorgung-Gesetz – DVG), URL: https://www.bvmed.de/download/bvmed-stellungnahme-zum-gesetzesentwurf-der-bundesregierung-fuer-bessere-versorgung-durch-digitalisierung-und-innovation-digitale-versorgung-gesetz
[14]   VDE (2020a), Digitale Gesundheitsanwendungen (DiGA): Medizinische Apps auf Rezept, URL: https://meso.vde.com/de/digitale-gesundheitsanwendungen-diga-apps-auf-rezept/
[15]   DPGS (2019), Kritik am DVG: Wirtschaftsförderung statt Gesundheitsförderung setzt Vertrauen der Patientinnen und Patienten aufs Spiel, URL: https://www.dgps.de/index.php?id=143&tx_ttnews%5Btt_news%5D=1942&cHash=642fba835ec6985c7f9b7ab6926b5ae8
[16]   SVDGV (2020), Stellungnahme zum Referentenentwurf der DiGAV, URL: https://www.digitalversorgt.de/wp-content/uploads/2020/02/SVDGV_Stellungnahme-zum-Referentenentwurf-DiGAV.pdf
[17]   DGPPN (2020), Stellungnahme zum Referentenentwurf der DiGAV, URL: https://www.dgppn.de/presse/stellungnahmen/stellungnahmen-2020/digav.html

2   Digitale Gesundheitsanwendung (DiGA)

2.1   Eigenschaften einer DiGA

Die DiGA ist definiert als ein CE-gekennzeichnetes Medizinprodukt[18], welches auf digitalen Technologien beruht, und ist als solches gemäß Medical Device Regulation (MDR, Medizinprodukteverordnung, EU 2017/745)[19] bzw. (bis 25.05.2021) Medical Device Directive (MDD, Medizinprodukterichtlinie, 93/42/EEC)[20] / Medizinprodukte-gesetz (MPG)[21] in die Risikoklassen I und IIa eingeteilt[22]. Es kann sich hierbei um eine App für Smartphone und Computer handeln, aber auch um eine browserbasierte Anwendung. Als Anwendungszweck vorgegeben ist die Überwachung, Behandlung oder Linderung von Krankheiten oder die Erkennung, Behandlung, Linderung oder Kompensierung von Verletzungen oder Behinderungen (§ 8 Abs. 3 DiGAV). Die digitale Hauptfunktion selber hat den vorgesehenen medizinischen Zweck zu erfüllen, d. h. es genügt nicht, wenn sich die Funktionalität der DiGA z. B. auf das Auslesen, Sammeln und Weiterleiten von Daten oder die Steuerung eines medizinischen Geräts beschränkt.[23]

Die Nutzung erfolgt durch den Patienten/Versicherten alleine oder durch den Leistungserbringer gemeinsam mit dem Patienten.[18] Eine alleinige Nutzung durch den Leistungserbringer, sei es auch im Rahmen der Behandlung des Patienten, widerspricht der Definition der DiGA. Der Patient interagiert mit der DiGA, ein passives Sammeln und Weiterleiten von Daten widerspricht ebenfalls der Definition. Die DiGA kann somit als digitaler Helfer in der Hand des Patienten gesehen werden mit der Option, den Leistungserbringer/ Behandler zusätzlich mit zu involvieren (§ 5 Abs. 7 und § 8 Abs. 3 DiGAV).

2.2   Funktionsumfang einer DiGA

Eine DiGA kann zusätzlich zu ihrer Kernfunktion weitere Funktionalität bieten. Sie kann bspw. Anbindungsmöglichkeiten an externe Geräte bieten oder Dienstleistungen integrieren, aber auch eine Verknüpfung zu einem sozialen Netzwerk bzw. einer

---

[18]   BfArM, Digitale Gesundheitsanwendungen (DiGA), URL: https://www.bfarm.de/DE/Medizinprodukte/DVG/_node.html
[19]   Europäisches Parlament (2017), Verordnung EU 2017/745 über Medizinprodukte, URL: http://data.europa.eu/eli/reg/2017/745/oj
[20]   Europäisches Parlament (1993), Council Directive 93/42/EEC of 14 June 1993 concerning medical devices, URL: http://data.europa.eu/eli/dir/1993/42/oj
[21]   BMJV: Gesetz über Medizinprodukte, URL: https://www.gesetze-im-internet.de/mpg/
[22]   BfArM, Orientierungshilfe Medical Apps, URL: https://www.bfarm.de/DE/Medizinprodukte/Abgrenzung/MedicalApps/_node.html
[23]   BfArM (2020a), DiGA-Leitfaden: Das Fast Track Verfahren für digitale Gesundheitsanwendungen (DiGA) nach § 139e SGB V, Punkt 2.1, URL: https://www.bfarm.de/SharedDocs/Downloads/DE/Service/Beratungsverfahren/DiGA-Leitfaden.pdf?__blob=publicationFile

Selbsthilfegruppe. Weitere denkbare, sinnvolle Funktionen sind z. B. ein Tagebuch oder ein Terminbuch.

Generell ist jede Funktion denkbar, die über die Kernfunktion hinaus den Patienten sinnvoll im Rahmen des Einsatzzwecks unterstützt. Hierbei muss jedoch beachtet werden, dass zusätzliche Funktionen keinen Einfluss auf den medizinischen Einsatzzweck der DiGA haben oder auf die positiven Versorgungseffekte. Funktionen, die zusätzlich zur Kernfunktion implementiert werden, werden nicht vom BfArM geprüft und nicht von der GKV erstattet. Sie sind nicht Bestandteil der geprüften DiGA und daher gesondert entsprechend zu kennzeichnen. Etwaige Mehrkosten für Zusatzfunktionen sind vom Nutzer zu tragen. [24]

Beispiel:

Verwendung bei Migränepatienten: Implementierung eines Symptomtagebuchs, Integration von Wetterdaten, Auswertung mit Warnung bei hoher Migränewahrscheinlichkeit und Anleitung zu präventivem Verhalten. Als entsprechend deklarierte, kostenpflichtige Zusatzfunktion Einbindung einer Selbsthilfegruppe.

Die Studie „Digital-Health-Anwendungen für Bürger" der Bertelsmann Stiftung aus dem Jahr 2016 schlägt folgende Funktionstypen für DiGA vor:

Typ	Beschreibung
Stärkung der Gesundheitskompetenz	Informationen in Bezug auf Gesundheits- oder Krankheitsanliegen (z. B. Gesundheitsportale, Anbietervergleichsportale)
Analyse und Erkenntnis	Punktuelle Erfassung und Auswertung gesundheitsbezogener Informationen (z. B. Symptom-Checker, Hörtests)
Indirekte Intervention	Förderung der Selbstwirksamkeit, Adhärenz und Sicherheit; Kontinuierliche Erfassung und Auswertung gesundheitsbezogener Informationen (z. B. digitale Chroniker-Tagebücher, Medikamenten-Reminder, Patienten-Communitys)
Direkte Intervention	Veränderung von Fähigkeiten, Verhalten und Zuständen; Prävention oder Therapie (z. B. Online-Kurse, Tutorials, Smartphones als Hörgeräte)
Dokumentation von Gesundheits- und Krankheitsgeschichte	Speicherung und Verwaltung von Daten und Befunden (z. B. elektronische Patientenakten)
Organisation und Verwaltung	Prozessmanagement im Gesundheitswesen (z. B. Online-Geschäftsstellen, Terminvereinbarung)
Einkauf und Versorgung	Einkauf von Produkten (z. B. Online-Apotheken)

Tabelle 1: Metadatenfeld „Funktionstypen" (Quelle: Bertelsmann Stiftung (2020), Studienbericht AppQ: Gütekriterien-Kernset für mehr Qualitätstransparenz bei digitalen Gesundheitsanwendungen, Seite 15, URL: https://www.bertelsmann-stiftung.de/fileadmin/ files/BSt/Publikationen/GrauePublikationen/Studienbericht_AppQ_1.1_200615.pdf, zitiert aus Knöppler K. et al. (2016), Digital-Health-Anwendungen für Bürger: Kontext, Typologie und Relevanz aus Public-Health-Perspektive – Entwicklung und Erprobung eines Klassifikationsverfahrens, Bertelsmann Stiftung), URL: https://www.bertelsmann-stiftung.de/fileadmin/files/BSt/ Publikationen/GrauePublikationen/Studie_VV_Digital-Health-Anwendungen_2016.pdf)

---

[24]   BfArM (2020a), DiGA-Leitfaden: Das Fast Track Verfahren für digitale Gesundheitsanwendungen (DiGA) nach § 139e SGB V, Punkt 2.1.3, URL: https://www.bfarm.de/SharedDocs/Downloads/DE/Service/Beratungsverfahren/DiGA-Leitfaden.pdf?__blob=publicationFile

2.3   DiGA in Kombination mit Hardware

Eine DiGA kann mit Hardware interagieren[25,26,27]. Hierbei kann es sich um Geräte und Sensoren handeln, bspw. Blutzuckermessgeräte, Blutdruckmessgeräte, Pulsmesser, Körperfettwaagen etc., oder sogenannte Wearables. Bei einem Wearable handelt es sich um ein „in die Kleidung integriertes oder (unmittelbar) am Körper getragenes Computersystem, das auf den Nutzer oder dessen Umwelt bezogene Daten registriert und verarbeitet" (Google / Oxford Languages). Beispiele sind Smartwatches, Fitness-Armbänder, Brustgurte. Solche Hardware als Zusatz bzw. Bestandteil der DiGA ist zulässig, solange sie notwendig ist, um den Zweck der DiGA zu erreichen, und es sich nicht um Alltagsgegenstände handelt, welche privat zu finanzieren sind (bspw. Smartphone, Gymnastikmatte etc.). Es ist jedoch legitim, wenn die DiGA Daten über eine Standardschnittstelle auslesen kann, um diese im Rahmen ihres Zwecks zu verarbeiten. Dies ist bei der Konformitätsbewertung zu berücksichtigen.

Beispiel 1:

Verwendung bei Apnoepatienten: Auswertung und Korrelation der Daten von einem Brustgurt, der Atemaussetzer detektiert, und einer Smartwatch, die die Herzfrequenz misst, um nicht nur dem Patienten einen Überblick über Zahl und Dauer seiner Atemaussetzer zu vermitteln, sondern auch eine etwaige hierdurch bedingte Änderung der Herzfrequenz zu dokumentieren. Die DiGA wird hierdurch zu einem relevanten diagnostischen Werkzeug.

Beispiel 2:

Verwendung bei Schmerzpatienten: Die DiGA erfasst das aktuelle Befinden des Patienten und gibt ihm über eine Smartwatch einen Hinweis zur Einnahme mit Empfehlung der jeweils indizierten Dosis.

---

[25]   BMG (2020a), DiGAV Anlage 1: Fragebogen gemäß § 4 Abs. 6 DiGAV, Datensicherheit, Nr. 33-34, URL: https://www.gesetze-im-internet.de/digav/anlage_1.html
[26]   BMG (2020c), Referentenentwurf „Digitale-Gesundheitsanwendungen-Verordnung – DiGAV" (Verordnung über das Verfahren und die Anforderungen der Prüfung der Erstattungsfähigkeit digitaler Gesundheitsanwendungen in der gesetzlichen Krankenversicherung) vom 09.04.2020, Abschnitte „Zu Abschnitt 1 § 2 Absatz 1 Nummer 21" sowie „Zu Abschnitt 2 § 5 Absatz 1", URL: https://www.bundesgesundheitsministerium.de/fileadmin/Dateien/3_Downloads/Gesetze_und_Verordnungen/GuV/D/DiGAV_RefE.pdf
[27]   BfArM (2020a), DiGA-Leitfaden: Das Fast Track Verfahren für digitale Gesundheitsanwendungen (DiGA) nach § 139e SGB V, Punkt 2.1.1, URL: https://www.bfarm.de/SharedDocs/Downloads/DE/Service/Beratungsverfahren/DiGA-Leitfaden.pdf?__blob=publicationFile

Beispiel 3:

Verwendung bei Diabetikern: Die DiGA erfasst Blutzuckerwerte aus einem Messgerät, Eingaben des Patienten zur Ernährung, und gibt Empfehlungen zu Medikation und ggf. Ernährungsumstellung.

2.4   DiGA in Kombination mit Dienstleistungen

Dienstleistungen im Zusammenhang mit einer entsprechenden DiGA sind, wenn sie als vertragsärztliche Leistungen erbracht werden, vergütungsfähig. Sie sind beim Nachweis positiver Versorgungseffekte zu berücksichtigen. Vertragsärztlich sind Leistungen, die von Ärzten, Zahnärzten und Psychotherapeuten erbracht werden. Leistungen, die bspw. von Physiotherapeuten bzw. Ergotherapeuten erbracht werden, sind hingegen nicht vertragsärztlich, würden daher bei Anwendung im Rahmen einer DiGA nicht vertrags-ärztlich abgerechnet werden können. Darüber hinaus kann eine DiGA zwar für Beratung, Coaching oder privatärztliche Leistung genutzt werden, diese Leistungen werden jedoch nicht durch die GKV vergütet. [28]

Beispiel 1:

Patienten mit Depression: Informationen für den Patienten über seine Erkrankung, Abfrage von Stimmungen und Symptomen, Auswertung, hiervon abhängig z. B. Anleitung zu Entspannungsübungen bzw. Verständigung des Therapeuten bei drohender schwerer depressiver Episode, so dass dieser seine vertragsärztliche Leistung erbringt.

Beispiel 2:

Patienten mit chronisch entzündlicher Darmerkrankung: Informationen für den Patienten über seine Erkrankung, Abfrage von Symptomen, Empfehlungen zur Ernährung, Unterstützung beim Einkauf geeigneter Nahrungsmittel, bei Bedarf Verständigung des behandelnden Arztes.

---

[28]   BfArM (2020a), DiGA-Leitfaden: Das Fast Track Verfahren für digitale Gesundheitsanwendungen (DiGA) nach § 139e SGB V, Punkt 2.1.2, URL: https://www.bfarm.de/SharedDocs/Downloads/DE/Service/Beratungsverfahren/DiGA-Leitfaden.pdf?__blob=publicationFile

Beispiel 3:

Patienten mit Diabetes: Die DiGA erfasst Blutzuckerwerte, gibt Empfehlungen zu Ernährung (inkl. Einkaufslisten mit BE-Angaben) und Bewegung (inkl. Abbildungen oder Videos zu Fitnessübungen) und verständigt ggf. den behandelnden Arzt.

2.5 DiGA in der Prävention

Liegt eine verschlüsselbare Diagnose vor, die eine Krankheit definiert, deren Verschlechterung (Sekundärpävention) bzw. deren Folgeerkrankungen und/oder Komplikationen (Tertiärprävention) mit Hilfe einer DiGA verhindert werden soll, so trägt die DiGA zu ihrer Behandlung bei.[29,30] Diese Fälle entsprechen der gesetzlichen Definition einer DiGA, Primärpräventionen hingegen nicht.

Beispiel:

Patienten mit Bluthochdruck: In Kombination mit einer Körperfettwaage erhalten Patienten mit Bluthochdruck eine Dokumentation ihrer Werte und Verhaltensempfehlungen, so dass die Erkrankung behandelt werden kann und eine Verschlechterung des Gesundheitszustandes verhindert werden soll.

2.6 Kriterienkataloge für DiGA

Gefördert vom Bundesministerium für Gesundheit aufgrund eines Beschlusses des Deutschen Bundestags hat die Bertelsmann Stiftung die AppQ-Studie „Gütekriterien-Kernset für mehr Qualitätstransparenz bei digitalen Gesundheitsanwendungen"[31] durchgeführt, basierend auf dem Meta-Kriterienkatalog „APPKRI Kriterien für Gesundheits-Apps"[32] des Fraunhofer-Instituts für Offene Kommunikationssysteme FOKUS. Der Meta-Kriterienkatalog ist konzipiert als „Werkzeug, mit dem Kriterienkataloge für eine spezifische Klasse von Gesundheits-Apps erstellt werden können".

---

[29] BMG (2020c), Referentenentwurf DiGAV vom 09.04.2020, Abschnitt „Zu Abschnitt 3 § 8 Absatz 3 Nummer 7", URL: https://www.bundesgesundheitsministerium.de/fileadmin/Dateien/3_Downloads/Gesetze_und_Verordnungen/GuV/D/DiGAV_RefE.pdf

[30] BfArM (2020a), DiGA-Leitfaden: Das Fast Track Verfahren für digitale Gesundheitsanwendungen (DiGA) nach § 139e SGB V, Punkt 2.1.4, URL: https://www.bfarm.de/SharedDocs/Downloads/DE/Service/Beratungsverfahren/DiGA-Leitfaden.pdf?__blob=publicationFile

[31] Bertelsmann Stiftung (2019), Studienbericht AppQ: Gütekriterien-Kernset für mehr Qualitätstransparenz bei digitalen Gesundheitsanwendungen, URL: https://www.bertelsmann-stiftung.de/fileadmin/files/BSt/Publikationen/GrauePublikationen/Studienbericht_AppQ_191028.pdf

[32] Fraunhofer/FOKUS, APPKRI Meta-Kriterienkatalog für die Beschreibung und Bewertung von Gesundheits-Apps, URL: https://ehealth-services.fokus.fraunhofer.de/BMG-APPS/

Die AppQ-Studie definiert folgende Fragen für „Good Practices von Kriterienkatalogen für digitale Gesundheitsanwendungen":

- Welche Zielgruppen soll der Katalog adressieren und welche Zielsetzung wird jeweils verfolgt?
- Liegen den Kriterien tatsächlich von allen Stakeholdern geteilte Definitionen zu Grunde?
- Welche Assessments werden bereits durchgeführt und wie sind diese aufgebaut?
- Sind mehrere Interessensgruppen an der Entwicklung eines Katalogs beteiligt, wie wird der jeweilige Einfluss im Konfliktfall gewichtet?

Im AppQ-Studienbericht werden folgende recherchierte Kriterienkataloge beschrieben:

- **Mobile Application Rating Scale (MARS)** der Queensland University of Technology (Australien): Klassifizierung (12 Fragen zu Metadaten, 5 Fragen zur Klassifizierung), Quality Ratings (Engagement, Functionality, Aesthetics, Information (Quality), App Subjective Quality, App Specific)
- **Enlight** von MindTools.io (Israel) für DiGA zu „mental illness" und „mental health": Klassifizierung (6 Fragen zu Metadaten, 5 Fragen zur Klassifizierung), Quality Ratings (Core Domains) (Usability, Visual Design, Unser Engagement, Content, Therapeutic Persuasiveness, Therapeutic Alliance, General Subjective Evaluation, Credibility Checklist, Evidence-Based Program Score, Privacy Explanation Checklist, Basic Security Checklist, Third-Party Endorsement for Security, Verbal Recommendation)
- **Haute Autorité de Santé – Good Practice Guidelines** von Haute Autorité de Santé (Frankreich): Klassifizierung (3-6 Fragen zu Metadaten), Assessment (Informing Users (Cons.), Health Content, Technical Content, Security / Reliability, Usability / Use)
- **NHS App Library – Digital Assessment Questions Beta** von National Health Service (Großbritannien): Klassifizierung (14 Fragen), Assessment (Effectiveness, Clinical Safety, Data Protection Processing (all), Data Protection DPIA, Data Protection (Controllers only), Data Protection Advanced questions, Security, Usability & Accessibility, Interoperability, Technical Stability)
- **American Psychiatric Association – App Evaluation Model** von American Psychiatric Association (USA) für „mental health": Klassifizierung (7-12 Fragen), Assessment (Risk / Privacy & Security, Evidence, Ease of Use, Interoperability)

Der Kriterienkatalog MARS[33] wurde im Jahr 2015 entwickelt, um Forschern und im späteren Verlauf auch Herstellern und medizinischen Fachkräften ein Werkzeug zu bieten, DiGA hinsichtlich ihrer Qualität beurteilen zu können. Im Jahr 2016 wurde er um uMARS[34] ergänzt, eine an Anwender gerichtete Version mit entsprechend angepasstem Fragebogen.

Der Kriterienkatalog Enlight[35] stammt aus der psychiatrischen Forschung und richtet sich an Wissenschaftler mit dem Ziel einer Beurteilung von DiGA nach objektiven Maßstäben unabhängig von der medizinischen Zielsetzung.

Die Guidelines der Haute Autorité de Santé[36] sind als Entwicklungsleitfaden für Anbieter und Bewertungsgrundlage für Gutachter von DiGA gedacht und sollen das Vertrauen in die Apps steigern.

Die NHS Digital Assessment Questions[37] sind an Hersteller und Entwickler gerichtet, bei einer Aufnahme einer DiGA in die NHS Apps Library[38] kann der Anwender hierin Empfehlungen finden.

Das App Evaluation Model der American Psychiatric Association[39] soll medizinisches Fachpersonal und Patienten bei der informierten Entscheidung unterstützen: „Thus the goal of a hierarchical rating system and rubric is simply to make APA members aware of very important information that should be considered when picking an app that is not exactly the same as the information used to judge a medication or therapy. Ensuring that all important information is considered will result in a better informed decision being made."

Des Weiteren sei das ebenfalls vom Bundesministerium für Gesundheit geförderte I.DiGA-Projekt[40] „Wege zu einer besseren Implementierung von digitalen Gesundheitsanwendungen in die Gesundheitsversorgung der GKV" aus dem Bereich Management

---

[33] Stoyanov S.R. et al. (2015), Mobile App Rating Scale: A New Tool for Assessing the Quality of Health Mobile Apps, JMIR Mhealth Uhealth. 2015;3(1):e27, URL: https://mhealth.jmir.org/2015/1/e27/

[34] Stoyanov S.R. et al. (2016), Development and Validation of the User Version of the Mobile Application Rating Scale (uMARS), JMIR Mhealth Uhealth. 2016;4(2):e72, URL: https://mhealth.jmir.org/2016/2/e72/

[35] Baumel A. et al. (2017), Enlight: A Comprehensive Quality and Therapeutic Potential Evaluation Tool for Mobile and Web-Based eHealth Interventions, J Med Internet Res. 2017;19(3):e82, URL: https://www.jmir.org/2017/3/e82/

[36] HAS (2016b), Good Practice Guidelines on Health Apps and Smart Devices (Mobile Health or mHealth), URL: https://www.has-sante.fr/upload/docs/application/pdf/2017-03/dir1/good_practice_guidelines_on_health_apps_and_smart_devices_mobile_health_or_mhealth.pdf

[37] NHS (2018c), Digital Assessment Questionnaire V2.1, URL: https://developer.nhs.uk/wp-content/uploads/2018/09/Digital-Assessment-Questions-V2.1-Beta-PDF.pdf

[38] NHS, NHS Apps Library, URL: https://www.nhs.uk/apps-library/

[39] APA, The App Evaluation Model, URL: https://www.psychiatry.org/psychiatrists/practice/mental-health-apps/the-app-evaluation-model

[40] TUB/MiG (2019), I.DiGA, URL: https://www.mig.tu-berlin.de/menue/research/aktuelle_projekte/idiga/

im Gesundheitswesen des Instituts für Technik und Management an der Technischen Universität Berlin genannt. Dieses hat sich im Zeitraum 27.06.2019 – 08.12.2020 in mehreren Workshops mit der Analyse und Konzeption von „(1) geeigneter Kategorisierung von DiGA (als Voraussetzung insbesondere für die folgenden Schritte), (2) geeigneten Health-Technology-Assessment (HTA)-Verfahren für DiGA, (3) geeigneten Studiendesigns für einen Nutzennachweis von DiGA, (4) Preisbildungs- und Vergütungssystematiken und weiteren Anreizstrukturen von DiGA sowie (5) entsprechenden Verfahren zur Implementierung von DiGA in die GKV-Regelversorgung"[41] befasst. „Bei diesen Überlegungen wird das Spannungsfeld zwischen der mangelnden Agilität der Prozesse bei der Implementation von DiGA in die GKV einerseits und den Grundanforderungen und -regeln einer evidenzbasierten Gesundheitsversorgung zur Sicherstellung von Wirksamkeit und Wirtschaftlichkeit andererseits berücksichtigt."[41] Das I.DiGA-Projekt greift hierbei u. a. auf das „Evidence standards framework for digital health technologies"[42] des National Institute for Health and Care Excellence (NICE) und auf die Studie „Digital-Health-Anwendungen für Bürger: Kontext, Typologie und Relevanz aus Public-Health-Perspektive – Entwicklung und Erprobung eines Klassifikationsverfahrens"[43] der Bertelsmann Stiftung zurück.

---

[41]   TUB/MiG (2019b), I.DiGA: Wege zu einer besseren Implementierung von digitalen Gesundheitsanwendungen in die Gesundheitsversorgung der GKV, Ergebnispapier Workshop 1 „Digitale Gesundheitsanwendungen: Ansätze für eine Kategorisierung", URL: https://www.mig.tu-berlin.de/fileadmin/a38331600/sonstiges/I.DiGA_Workshop1_Ergebnispapier.pdf

[42]   NICE (2019a), Evidence standards framework for digital health technologies, URL: https://www.nice.org.uk/about/what-we-do/our-programmes/evidence-standards-framework-for-digital-health-technologies

[43]   Knöppler K. et al. (2016), Digital-Health-Anwendungen für Bürger: Kontext, Typologie und Relevanz aus Public-Health-Perspektive – Entwicklung und Erprobung eines Klassifikationsverfahrens, Bertelsmann Stiftung, URL: https://www.bertelsmann-stiftung.de/fileadmin/files/BSt/Publikationen/GrauePublikationen/Studie_VV_Digital-Health-Anwendungen_2016.pdf

3   Das DiGA-Verzeichnis

3.1   Funktion des DiGA-Verzeichnisses

In das DiGA-Verzeichnis[44] werden DiGA aufgenommen, nachdem sie das Prüf-
verfahren des BfArM erfolgreich durchlaufen haben; die zu den DiGA gemäß § 20
DiGAV gebotenen umfassenden Informationen sollen Patienten und Leistungs-
erbringern eine passende Auswahl und eine vertrauensvolle Nutzung ermöglichen. Die
Akzeptanz der DiGA als wichtiges Hilfsmittel im Gesundheitssystem wird durch das
Verzeichnis und die gebotenen Informationen gefördert; die DiGA sollen so zu einem
integralen Bestandteil in der Gesundheitsversorgung werden. Die Aufbereitung der
Informationen orientiert sich an der Zielgruppe, d. h. sowohl (ältere) Patienten als auch
Ärzte bzw. andere Leistungsträger bekommen die Informationen in einer für sie
geeigneten Weise dargeboten, welche die für sie jeweils relevanten Inhalte übersichtlich
darstellt. Mittels Filter- und Suchfunktionen lassen sich die für den jeweiligen Einsatzzweck und die verwendete Plattform passenden DiGA finden und miteinander vergleichen. Für den Vergleich relevant sind in erster Linie Funktionsumfang und nach-
gewiesene positive Versorgungseffekte. Angaben zur Kompatibilität können statt im
Verzeichnis ggf. auf der DiGA-Website des Herstellers gemacht werden, sind dann
jedoch aus dem Verzeichnis heraus verlinkt, um unmittelbar verfügbar zu sein.

Über ein Application Programming Interface (API) soll ein Auslesen des Verzeich-
nisses durch interessierte Dritte ab dem Jahr 2021 ermöglicht werden, so dass eine
elektronische Verarbeitung der im DiGA-Verzeichnis vorgehaltenen Daten erfolgen
kann, um diese z. B. für eigene Publikationen zu verwenden, Bewertungen abzugeben
und Entscheidungshilfen für Nutzergruppen zu erarbeiten.[45]

3.2   Informationen zum Medizinprodukt

Im DiGA-Verzeichnis aufzuführende Informationen sind Basisdaten zur DiGA (Hersteller, Produktbezeichnung, Verzeichnisnummer) sowie im Rahmen des Medizin-
produkterechts Angaben zur medizinischen Zweckbestimmung, Gebrauchsanweisung,
Haftung des Herstellers und der ggf. an der Zertifizierung beteiligten Benannten Stelle.

---

[44]   https://diga.bfarm.de/de/verzeichnis/
[45]   BfArM (2020a), DiGA-Leitfaden: Das Fast Track Verfahren für digitale Gesundheitsanwendungen (DiGA) nach § 139e SGB V, Punkt 2.2.3,
        URL: https://www.bfarm.de/SharedDocs/Downloads/DE/Service/Beratungsverfahren/DiGA-Leitfaden.pdf?__blob=publicationFile

Die DiGA-Verzeichnisnummer wird vom BfArM zur Verfügung gestellt und erlaubt eine eineindeutige Identifizierung.

3.3   Informationen für Versicherte/Patienten

Die im DiGA-Verzeichnis aufgeführten Informationen sollen es Versicherten ermöglichen, sich einen Überblick über verschiedene für sie infrage kommende DiGA zu verschaffen und sie anhand ihrer Funktionalität miteinander zu vergleichen. Hierzu sind Angaben zu Verwendungszweck, Inhalt und Anwendung allgemein verständlich zu nennen, eine Checkliste zu Datenschutz (sowie Angaben zu den Standorten der Datenverarbeitung) und Informationssicherheit, eine Checkliste zu Qualitätsanforderungen und eine Liste der optional hinzubuchbaren kostenpflichtigen Zusatzoptionen („In-App-Käufe") aufzuführen. Die Genehmigung einer DiGA kann für Versicherte bei bestehender Indikation auch ohne Arzt direkt durch die Krankenkasse erfolgen.

3.4   Informationen für Leistungserbringer

Den Leistungserbringern kommt eine besondere Rolle zu, einerseits erhalten sie ggf. Auswertungen der verordneten DiGA, andererseits nehmen sie maßgeblich Einfluss auf die Wahl der geeigneten DiGA. Aufgrund dessen bedürfen sie entsprechender Informationen, um eine Empfehlung aussprechen zu können. So muss ersichtlich sein, welche Patientendaten durch den Leistungserbringer nutzbar sind und ob die verordnete DiGA weitere Leistungen von ihnen oder anderen Leistungserbringern erforderlich macht. Zudem muss ihnen aufgrund des Wirtschaftlichkeitsprinzips ersichtlich sein, welche Kosten mit der DiGA verbunden sind; diese sind dem DiGA-Verzeichnis zu entnehmen. Weitere für Leistungserbringer entscheidungsrelevante Informationen, die das DiGA-Verzeichnis bereithält, sind zunächst einmal die Angabe darüber, ob die DiGA bereits endgültig in das Verzeichnis aufgenommen wurde bzw. bei vorläufiger Aufnahme die Dauer des Erprobungszeitraums. Des Weiteren Nennung der nachgewiesenen bzw. nachzuweisenden positiven Versorgungseffekte sowie die Zielgruppen dieser pVE, empfohlener Nutzungszeitraum der DiGA und ggf. im Zusammenhang mit der DiGA zu erbringende vertragsärztliche Leistungen. Enthält die DiGA ein diagnostisches Instrument, sind dessen Spezifität und Sensitivität anzugeben. Ferner sind die Nutzerrollen zu definieren (Patient, Arzt, ggf. weitere Leistungserbringer und ggf. Rolle der Angehörigen).

3.5 Informationen zur Medizin

Um die medizinische Qualität einer DiGA beurteilen zu können, ist es notwendig, dass die medizinischen Grundlagen bewertet werden können. Aufzuführen sind Studien, die den medizinischen Inhalten zugrunde liegen bzw. dem Nachweis positiver Versorgungseffekte dienen, inkl. Studienberichten zu diesen Studien („Clinical Study Report"). Wurden mit der DiGA ihrerseits wiederum weitere Studien durchgeführt, sind auch diese anzugeben. Für die medizinischen Inhalte und Verfahren (z. B. Algorithmen) sowie Gesundheitsinformationen sind die Quellen anzugeben. Außerdem sind an der Entwicklung und Evaluation der DiGA beteiligte Firmen, Organisationen, Fachgesellschaften und wissenschaftliche Institutionen aufzuführen.

3.6 Informationen zur Technik

Die Angabe der technischen Informationen soll den Betrieb der DiGA im vorgesehenen Umfeld und Verwendungszweck gewährleisten, wozu Angabe der Plattform bzw. des Browsers (inkl. Versionsnummer) und ggf. der Zusatzgeräte, mit denen die DiGA erfolgreich getestet wurde, und die verwendeten interoperablen Standards und Profile für den Datenaustausch zählen.

3.7 Datenschutz: Vertrauliche Informationen

Für den Hersteller ist wichtig, dass im Antragsverfahren für die Aufnahme ins DiGA-Verzeichnis gemachte Angaben zu seinem Produkt vertraulich behandelt werden. Welche Informationen bei Aufnahme ins DiGA-Verzeichnis veröffentlicht werden, ist im Antragsformular deutlich erkennbar. Angaben, die nicht für die Öffentlichkeit bestimmt sind, weil es sich bspw. um Betriebsgeheimnisse, schützenswerte personen-

bezogene Daten oder geistiges Eigentum handelt, sind bei Antragstellung zu kennzeichnen und unterliegen damit der Verschwiegenheitsverpflichtung des BfArM. Eine
separate Verschwiegenheitserklärung wird nicht gegeben.

4   Technische Anforderungen

4.1   Sicherheit und Funktionstauglichkeit [§ 3 DiGAV]

Gemäß § 3 Abs. 1 DiGAV gelten Sicherheit und Funktionstauglichkeit durch die CE-Konformitätskennzeichnung des Medizinprodukts als erbracht, das Bundesinstitut für Arzneimittel und Medizinprodukte kann aus begründetem Anlass jedoch zusätzliche Prüfungen vornehmen und hierzu vom Hersteller die notwendigen Unterlagen verlangen.

4.2   Datenschutz und Datensicherheit [§ 4 DiGAV]

Ein wesentlicher Aspekt, der bei einer DiGA Beachtung finden muss, ist der Schutz der sensiblen Daten. Der Patient befindet sich in einer besonderen Situation, aus der heraus er der DiGA seine Daten anvertraut. Neben Daten zu seiner Person sind dies Daten, die für den Anwendungszweck der DiGA manuell oder maschinell gesammelt werden und die vor Missbrauch zu schützen sind. Er muss sich daher darauf verlassen können, dass seine schützenswerten Daten auch tatsächlich entsprechend den rechtlichen Vorgaben geschützt sind (§ 4 Abs. 1 DiGAV: „Digitale Gesundheitsanwendungen müssen die gesetzlichen Vorgaben des Datenschutzes und die Anforderungen an die Datensicherheit nach dem Stand der Technik unter Berücksichtigung der Art der verarbeiteten Daten und der damit verbundenen Schutzstufen sowie des Schutzbedarfs gewährleisten.“). Personenbezogene Daten dürfen nur aufgrund einer Einwilligung des Versicherten erhoben werden (Art. 9 Abs. 2 a Verordnung EU 2016/679). Er muss sich zugleich auch darauf verlassen können, dass die Verfügbarkeit und Integrität der Daten sichergestellt sind, d. h. dass der Hersteller mittels entsprechender Maßnahmen gewährleistet, dass die Daten weder verlorengehen noch verfälscht werden können. Die DiGAV fasst Vorgaben der Datenschutz-Grundverordnung (DSGVO) und speziell für Hersteller, DiGA und das weitere datenverarbeitende Umfeld geltende datenschutzrechtliche Vorgaben wie das Bundesdatenschutzgesetz (BDSG), das Medizinprodukterecht und Gesetze des SGB V zusammen. Handelt es sich bei dem Hersteller, wie im Regelfall anzunehmen, um ein privatwirtschaftliches Unternehmen, gelten DSGVO und die Regelungen für nicht-öffentliche Stellen des BDSG. Handelt es sich um eine öffentliche Stelle von Land oder Bund, finden die gleichen Regelungen des BDSG

Anwendung, um eine Gleichbehandlung mit privatwirtschaftlichen Unternehmen zu gewährleisten (§ 2 Abs. 5 BDSG). Die Verarbeitung von Gesundheitsdaten ist durch § 22 BDSG[46] und Art. 9 DSGVO[47] geregelt, der Umgang mit abrechnungsrelevanten Daten durch § 302 SGB V[48]. Die Verarbeitung personenbezogener Daten durch die DiGA sowie im Auftrag darf nur im Inland erfolgen oder in einem Mitgliedsstaat der EU (bzw. in einem diesem gleichgestellten Staat) oder bei vorliegendem Angemessenheitsbeschluss in einem Drittstaat (§ 4 Abs. 3 DiGAV). Der Hersteller verpflichtet alle für ihn tätigen Personen zur Verschwiegenheit bezüglich personenbezogener Daten der Versicherten. Dem Anwender muss ersichtlich sein, welche Daten vom Hersteller und welche Daten von welchem anderen Unternehmen verarbeitet werden und zu welchem Zweck. Sollte der Hersteller Verwertungsrechte an Daten beanspruchen, z. B. für die Weiterentwicklung und Optimierung der DiGA, so muss er hierüber informieren.

4.3   Informationssicherheit
4.3.1   Anforderungen und Vorgaben

Die Informationssicherheit umfasst Vertraulichkeit, Integrität und Verfügbarkeit sämtlicher Daten, welche von der DiGA verarbeitet werden. Hinsichtlich der Kriterien wird gemäß Anlage 1 zur DiGA unterschieden zwischen „Basisanforderungen, die für alle digitalen Gesundheitsanwendungen gelten", welche ausnahmslos alle erfüllt werden müssen oder für bestimmte DiGA-Arten nicht zutreffend sind aufgrund von Nichtanwendbarkeit, und „Zusatzanforderungen bei digitalen Gesundheitsanwendungen mit sehr hohem Schutzbedarf", welche nur zu berücksichtigen sind, sofern für die DiGA ein hoher Schutzbedarf besteht aufgrund der Art der verarbeiteten Daten, der Versorgungsszenarien oder des Einsatzkontextes.

Die Vorgaben orientieren sich an den entsprechenden Publikationen und Empfehlungen des Bundesministeriums für Sicherheit (BSI), ausgehend von den BSI-Standards 200-1[49], 200-2[50] und 200-3[51]. Hierin beschrieben sind Prozesse eines Managementsystems für Informationssicherheit. Diese werden ergänzt um auf den Gegenstands-

[46]   BMJV, Bundesdatenschutzgesetz, URL: http://www.gesetze-im-internet.de/bdsg_2018/
[47]   Europäisches Parlament (2016), EU 2016/679 Datenschutz-Grundverordnung, URL: https://eur-lex.europa.eu/legal-content/DE/TXT/HTML/?uri=CELEX:32016R0679&from=DE
[48]   BMJV, Sozialgesetzbuch (SGB) Fünftes Buch (V), URL: https://www.gesetze-im-internet.de/sgb_5/
[49]   https://www.bsi.bund.de/SharedDocs/Downloads/DE/BSI/Grundschutz/BSI_Standards/standard_200_1.html
[50]   https://www.bsi.bund.de/SharedDocs/Downloads/DE/BSI/Grundschutz/BSI_Standards/standard_200_2.html
[51]   https://www.bsi.bund.de/SharedDocs/Downloads/DE/BSI/Grundschutz/BSI_Standards/standard_200_3.html

bereich von DiGA fokussierte Bausteine des IT-Grundschutz-Kompendiums[52] und die Sicherheitsanforderungen an digitale Gesundheitsanwendungen[53]. Die BSI-Publikationen zum Sicherheitsmanagement sind in der nachfolgenden Abbildung übersichtlich aufgeführt:

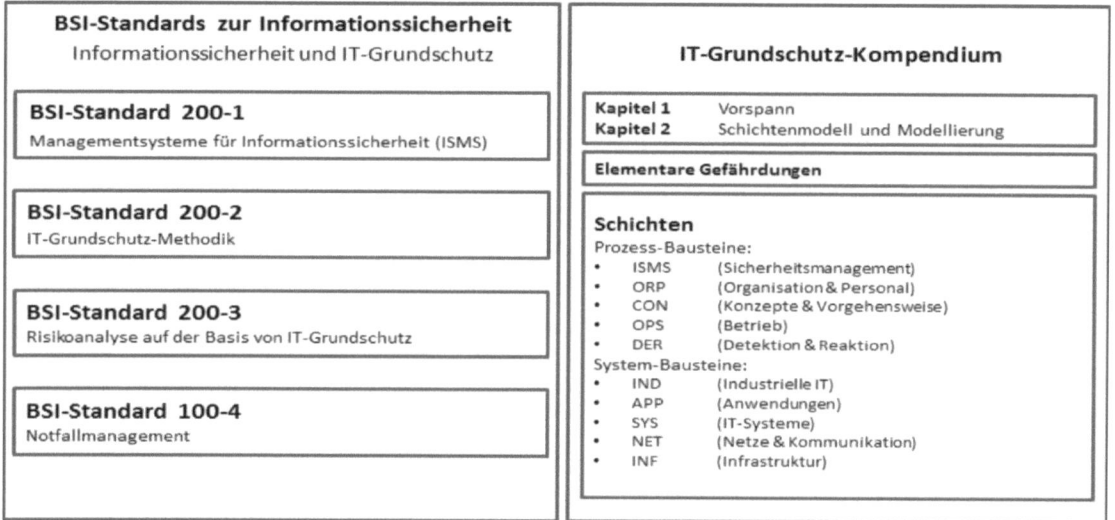

Abbildung 1: Übersicht über BSI-Publikationen zum Sicherheitsmanagement (Quelle: BSI-Standard 200-1, Seite 11, URL: https://www.bsi.bund.de/SharedDocs/Downloads/DE/BSI/Grundschutz/BSI_Standards/standard_200_1.html)

Da die technische Entwicklung voranschreitet, also sowohl neue Möglichkeiten entstehen als auch neue Sicherheitslücken[54] auftreten können, die neue Bedrohungen und Risiken für die Informationssicherheit darstellen, muss die Sicherheitstechnik der DiGA laufend angepasst werden. Dies lässt kurze Release-Zyklen notwendig werden, da Sicherheitstechnik schnell veraltet, ggf. innerhalb weniger Monate. Die DiGAV verfolgt daher den Ansatz, Informationssicherheit eher als einen unternehmenseigenen Prozess zu betrachten und weniger als eine Ansammlung technischer Maßnahmen. Zur Steuerung eines solchen Prozesses dient ein Managementsystem für Informationssicherheit (ISMS), z. B. gemäß ISO-Standard 27001 und BSI-Standard 200-1, worin die Instrumente und Methoden festgelegt sind, mit denen die Leitungsebene die entsprechenden Aufgaben und Aktivitäten lenkt.

Die DiGAV verlangt in Anlage 1 Prozesse für alle DiGA, um Sicherheit als Prozess zu etablieren. Diesbezüglich sind zu nennen:

- **Schutzbedarfsanalyse**, d. h. der Hersteller muss analysieren, welche Schutzbedarfe bestehen für Daten und Anwendungen für den gesamten

---

52   https://www.bsi.bund.de/SharedDocs/Downloads/DE/BSI/Grundschutz/Kompendium/html_kompendium2020.html
53   https://www.bsi.bund.de/SharedDocs/Downloads/DE/BSI/Publikationen/TechnischeRichtlinien/TR03161/BSI-TR-03161.html
54   Intertrust (2020), Intertrust Releases 2020 Security Report on Global mHealth App Threats, URL: https://www.intertrust.com/news/intertrust-releases-2020-security-report-on-global-mhealth-app-threats/

Lebenszyklus einer DiGA. Sollte ein besonders hoher Schutzbedarf festgestellt werden, so ist zusätzlich zur Checkliste der Basisanforderungen auch die Checkliste der Zusatzanforderungen auszufüllen. Im Fall wesentlicher Veränderungen ist eine Neubewertung erforderlich.

- **Release-, Change- und Configuration-Management**, d. h. die DiGA müssen neue Kunden- und Marktanforderungen kurzfristig umsetzen, was in kurzen Update- und Release-Zyklen resultiert. Die formalisierten Prozesse von MDR (bzw. MDD/MPG) und DVG, welche die Veränderungen an einer DiGA regeln, müssen hierbei Beachtung finden; dem Release-, Change- und Configuration-Management kommt somit die Aufgabe zu, die Updates und Releases in Bezug auf den regulativen Rahmen sowie in Bezug auf die Schutzbedarfsanalyse in strukturierte Bahnen zu lenken. Wesentliche Veränderungen im Sinne des § 18 DiGAV, die eine Anzeige gemäß § 139e Abs. 6 SGB V erfordern würden, sollen dadurch frühzeitig festgestellt werden.

- **Führen einer Aufstellung von genutzten Software-Bibliotheken und Marktbeobachtung bzgl. Risiken**, d. h. verwendet eine DiGA Softwaremodule anderer Hersteller, unterliegen diese nicht nur Entwicklungszyklen, die von einer Version zur nächsten zu Inkompatibilitäten und Fehlfunktionen führen können, sondern sie stellen zudem ein potenzielles Sicherheitsrisiko dar, das dem DiGA-Hersteller ggf. nicht unmittelbar erkennbar ist. Dieser macht jedoch dem BfArM und dem Kunden gegenüber Zusagen zur Informationssicherheit, die sich über den Programmcode der eigenen Software hinaus auch auf die verwendete Fremdsoftware erstreckt. Zur Erfüllung der entsprechenden Anforderungen muss er daher ein Verzeichnis der in der DiGA verwendeten Fremdsoftware führen und mittels Marktbeobachtung frühzeitig Kenntnis erlangen können bezüglich Softwareupdates und bekannt gewordener Sicherheitslücken dieser Fremdsoftware, Empfehlungen zur Konfiguration seitens der Hersteller dieser Fremdsoftware, oder eingestellter Softwareentwicklung.

4.3.2   BSI-Grundschutz-Bausteine und Technische Richtlinien

Das BSI formuliert in seinem Grundschutzkompendium mögliche Gefährdungen der IT-Sicherheit sowie Anforderungen für Schutzmaßnahmen hiergegen. Der Weg von der

Schutzbedarfsanalyse zur Umsetzung geeigneter Maßnahmen ist in den BSI-Standards 200-2 und 200-3 beschrieben. Folgende Bausteine sind für das Verständnis dieser Vorgaben hilfreich:

- APP.1.4: Mobile Anwendungen (Apps)
- APP.3.1: Webanwendungen
- SYS.4.4: Allgemeines IoT-Gerät

Weitere hilfreiche Richtlinien sind:

- BSI TR-02102-1 (Kryptographische Verfahren: Empfehlungen und Schlüssellängen)
- BSI TR-02102-2 (Kryptographische Verfahren: Verwendung von Transport Layer Security (TLS))
- TR-03107-1 (Elektronische Identitäten und Vertrauensdienste im E-Government Teil 1)

4.3.3 Anforderungen bei erhöhtem Schutzbedarf

Wurde bei der Schutzbedarfsanalyse ein sehr hoher Schutzbedarf festgestellt (siehe hierzu Anforderung 2 in der Checkliste zur Informationssicherheit in der Anlage 1 zur DiGAV[55]), ist auch die Checkliste der Zusatzanforderungen auszufüllen. Ob für eine DiGA ein sehr hoher Schutzbedarf gegeben ist, lässt sich anhand der Vorgaben aus Kapitel 8.2 („Erstellung einer Sicherheitskonzeption nach Standard-Absicherung: Schutzbedarfsfeststellung") des BSI-Standards 200-2 klären:

Schadensszenario	Beschreibung
Verstoß gegen Gesetze / Vorschriften / Verträge	• Fundamentaler Verstoß gegen Vorschriften und Gesetze. • Vertragsverletzungen, deren Haftungsschäden ruinös sind.
Beeinträchtigung des informationellen Selbstbestimmungsrechts	• Es handelt sich um personenbezogene Daten, bei deren Verarbeitung eine Gefahr für Leib und Leben oder die persönliche Freiheit des Betroffenen gegeben ist.
Beeinträchtigung der persönlichen Unversehrtheit	• Gravierende Beeinträchtigungen der persönlichen Unversehrtheit sind möglich. • Gefahr für Leib und Leben.
Beeinträchtigung der Aufgabenerfüllung	• Die Beeinträchtigung würde von allen Betroffenen als nicht tolerabel eingeschätzt werden. • Die maximal tolerierbare Ausfallzeit ist kleiner als eine Stunde.
Negative Innen- oder Außenwirkung	• Eine landesweite Ansehens- oder Vertrauensbeeinträchtigung, eventuell sogar existenzgefährdender Art, ist denkbar.
Finanzielle Auswirkungen	• Der finanzielle Schaden ist für die Institution existenzbedrohend.

Tabelle 2: Schutzbedarfskategorie „sehr hoch" (Quelle: BSI-Standard 200-2, Seite 107, URL: https://www.bsi.bund.de/SharedDocs/ Downloads/DE/BSI/Grundschutz/BSI_Standards/standard_200_2.html)

---

[55] BMG (2020a), DiGAV Anlage 1, Fragebogen gemäß § 4 Absatz 6, URL: http://www.gesetze-im-internet.de/digav/anlage_1.html

Die Produktversion, deren Aufnahme in das DiGA-Verzeichnis beantragt wird, ist mittels Penetrationstest der an das Internet angebundenen Komponenten zu überprüfen. Werden weitere Schnittstellen implementiert, ist dieser Test für sie zu wiederholen. Ebenso ist er zu wiederholen bei Änderungen der DiGA bzw. der Rahmenbedingungen, sofern die Risikobewertung ergibt, dass Penetrationstests geeignet sind, zu eruieren, ob sich die Risiken hierdurch ändern und die Schutzmaßnahmen angepasst werden müssen. Die zentrale Datenspeicherung (Server/Cloud) hat entsprechend den aktuellen Standards verschlüsselt zu erfolgen. Wie diese Verschlüsselung umzusetzen ist und wie umfassend sie erfolgt (z. B. Datenträger, Datenbank, Datensatz) und wie die Schlüssel zu verwalten sind, ist anhand von Schutzbedarfsfeststellung und Risikoanalyse festzulegen und zu begründen. Für den Zugriff auf Gesundheitsdaten ist eine 2-Faktor-Authentisierung zu wählen. Die BSI-Publikation „Bewertung von Authentisierungslösungen gemäß TR-03107" liefert hierzu weitergehende Informationen[56]. Dieses Verfahren muss ab dem Jahr 2021 auch über die NFC-Schnittstelle der eGK unterstützt werden. Das BMG hat hierzu mit dem Fraunhofer Institut eine Machbarkeitsstudie durchgeführt.[57]

4.4   Qualität [§ 5 DiGAV]

Zu den über die Interoperabilität hinausgehenden Qualitätsmerkmalen zählen u. a. Robustheit, Verbraucherschutz, Nutzerfreundlichkeit, Unterstützung der Leistungserbringer, Qualität der medizinischen Inhalte und Patientensicherheit.

- **Robustheit** umfasst die Stabilität der Anwendung gegenüber Abstürzen und Datenverlust sowie hinsichtlich der Verbindung zu Geräten, aber auch bezüglich der Datenbasis und des Nutzwertes der DiGA bei falscher Dateneingabe bzw. -übernahme. Ein Absturz der DiGA oder des Betriebssystems darf ebenso wenig zu einem Verlust oder einer Verfälschung von Daten führen wie der Ausfall der Stromversorgung oder die Unterbrechung der Datenleitung zu einem Server oder einem Medizingerät. Die Integrität der Daten ist in jedem Fall zu gewährleisten. Eine den Einsatzzweck der DiGA erfüllende Grundfunktionalität muss auch ohne Internetverbindung gegeben sein. Werden Geräte oder Sensoren angebunden, so ist ein ordnungsgemäßes Funktionieren sicherzustellen, erfasste Daten sind auf ihre Plausibilität und, soweit realisierbar, ihre Korrektheit hin zu überprüfen, z. B.

---

[56]   https://www.bsi.bund.de/SharedDocs/Downloads/DE/BSI/Publikationen/TechnischeRichtlinien/TR03107/TR-03107-1_Anforderungen.html
[57]   Fraunhofer/FOKUS, NFC eGK Machbarkeitsstudie (AsK), URL: http://ask.fokus.fraunhofer.de/ergebnisse/

anhand von Referenzwerten. Bietet die Hardware selber Funktionen zum Selbsttest oder zur Ausgabe von Störmeldungen, so kann die DiGA hierauf zurückgreifen, andernfalls sollte sie in der Lage sein, mögliche Fehlfunktionen anhand z. B. von Abweichungen in der Qualität des Datentransfers zu erkennen. Eine intuitive, übersichtliche Bedienoberfläche (GUI) hilft, das Risiko für Fehlbedienungen zu verringern, und mittels eines Vergleichs eingegebener Daten mit Referenzbereichen lassen sich unwahrscheinliche Angaben markieren und kommentieren und unmögliche Angaben zurückweisen. Der Nutzer muss die DiGA bei Fehlfunktionen auf den Ausgangszustand oder einen zuvor gespeicherten Zustand zurücksetzen können.

- **Verbraucherschutz** bedeutet zunächst die Fairness und Transparenz im Umgang mit dem Anwender und seinen Daten. Der Anwender einer DiGA befindet sich in einer sensiblen Situation, in der er nicht zu falschen Handlungen verleitet oder übervorteilt werden darf. Unabhängig von seiner gesundheitlichen Situation ist er zudem dem DiGA-Hersteller hinsichtlich medizinischer und IT-Kompetenz unterlegen, was für ihn nicht nachteilig werden darf. Dem Anwender muss vor der Entscheidung zum Erwerb und Einsatz einer DiGA klar ersichtlich sein, welchen Funktionsumfang sie ihm in der von der KBV finanzierten Version bietet, welche In-App-Käufe ihm darüber hinaus optional zu welchen Konditionen angeboten werden und insbesondere welche technischen Voraussetzungen für den Betrieb der DiGA erfüllt sein müssen („Kompatibilität"). Er sollte sich vor Erwerb der DiGA testweise kostenlos einen Eindruck verschaffen können, ohne dass hierfür nicht-erforderliche Daten abgefragt werden. Der Hersteller gibt an, für welche Plattformen mit welchem Betriebssystem oder Browser (inkl. Angabe zur Version) und mit welcher Zusatzhardware die DiGA erfolgreich getestet wurde. Er hat die Wahl, diese Angaben auf der DiGA-Website oder auf der Vertriebsplattform zu machen. Der Verbraucher wird dadurch vor vermeidbaren Fehlentscheidungen geschützt. Etwaige In-App-Käufe dürfen nicht beworben (d. h. angepriesen) werden, sachliche Hinweise sind jedoch erlaubt (§ 33a Absatz 1 SGB V), sie dürfen keine Abonnements oder limitierte Sonderangebote sein und ein versehentlicher Kauf muss, soweit technisch machbar, ausgeschlossen sein (z. B. „Double-Opt-In"-Verfahren). Zum Verbraucherschutz zählt zudem das Verbot von Werbung in der DiGA oder die Verwendung der Verbraucherdaten zu Werbezwecken (§ 5 Abs. 4 DiGAV). Die DiGAV fordert außerdem für den

Anwender einen Herstellersupport, der innerhalb von 24 Stunden auf eine Anfrage reagiert, dementsprechend vorzugsweise telefonisch oder per E-Mail umgesetzt wird.

- **Nutzerfreundlichkeit** beinhaltet eine intuitive Nutzbarkeit und leichte Erlernbarkeit der DiGA. Dies ist insbesondere im Hinblick auf ältere Anwendergruppen von Bedeutung, da diese oftmals nicht geübt sind im Umgang mit Computern, Smartphones oder Handhelds (allerdings bescheinigt eine aktuelle Studie auch älteren Menschen digitale Kompetenz[58]). Bei der Entwicklung der DiGA ist der unterschiedliche Kenntnisstand von Anwendern im Umgang mit der Technik zu berücksichtigen. Als Vorgabe gelten die Usability Styleguides für die jeweilige Plattform, welche das bekannte Look & Feel vermitteln, so dass Anwender der jeweiligen Plattform sich auch mit der hierfür erstellten DiGA leicht zurechtfinden. Gefordert werden für Barrierefreiheit zudem Bedienhilfen für Menschen mit Einschränkungen (eingeschränkte Seh- bzw. Hörfähigkeit oder Motorik), entweder durch Nutzung plattformseitig verfügbar gemachter Bedienhilfen oder durch Erstellen eigener Lösungen, ggf. auch durch Kombination von beidem. Entscheidet sich der Hersteller für die Nutzung von plattformseitig verfügbar gemachten Bedienhilfen, so sind die Bereiche Sehen, Hören und Motorik durch jeweils mindestens eine Bedienhilfe abzudecken, die bei Aktivierung der DiGA verfügbar ist. Zugleich sind Beeinträchtigungen der Nutzung zu verhindern, d. h. bspw. bei Verwendung einer größeren Schrift im Rahmen einer Bedienhilfe für Anwender mit Sehschwäche muss der Bildschirminhalt weiterhin vollständig darstellbar sein. Unterstützung bei der Planung und Umsetzung können ggf. Fachorganisationen bieten. DiGA müssen während des Bestehens des Eintrags im DiGA-Verzeichnis Maßnahmen zur Unterstützung der Versicherten vorsehen.

- **Unterstützung der Leistungserbringer** bindet z. B. behandelnde Ärzte zum Erreichen eines positiven Versorgungseffekts in den Kontext der DiGA-Nutzung ein unter Berücksichtigung rechtlicher Vorgaben, so dass sie den Anwender bei der Verwendung der DiGA im Rahmen der Therapie unterstützen können. Der Hersteller teilt hierzu dem Anwender und den Leistungserbringern im Rahmen eines Rollenmodells Nutzerrollen zu, was bedeutet, dass sie in einem durch die DiGA unterstützten Versorgungsszenario bestimmte Aufgaben und Verantwortlichkeiten übernehmen. § 2 Abs. 1 Nr. 16 DiGAV sieht vor, dass der Her-

---

[58]   Schuhen M. (2020), Das Alter spielt bei digitaler Kompetenz eine geringere Rolle als gedacht, URL: https://www.wiwi.uni-siegen.de/wiwi/wid/aktuelles/oeffentlichkeit/896719.html

steller bereits bei der Antragstellung Informationen hierzu bereitstellt, welche die Aufgaben und Verantwortlichkeiten der Leistungserbringer, ihre Interaktion mit dem Anwender sowie den zugrundeliegenden rechtlichen Rahmen definieren und ihnen Hilfen bietet, um dem Anwender den Umgang mit der DiGA zu erläutern. Eine etwaige Weitergabe von Daten an Leistungserbringer hat in einer Weise zu erfolgen, die sicherstellt, dass der Anwender die Kontrolle hierüber behält und die Vorgaben zu Informationssicherheit und Datenschutz Beachtung finden.

- **Qualität der medizinischen Inhalte** muss gewährleistet sein, indem die Inhalte auf aktuellem, gesichertem medizinischem Wissen aufbauen unter Berücksichtigung fachlicher Standards und in einer für die Zielgruppe angemessenen Weise aufbereitet sind. Gemäß der DiGAV müssen diese Inhalte aus verlässlichen, anerkannten und belastbaren Quellen stammen. Mindestens sollte es sich dabei um veröffentlichte Studien handeln, vorzugsweise jedoch Leitlinien und etablierte Fachliteratur. Zwecks Überprüfung müssen diese Quellen bei Antragstellung in Form eines Literaturverzeichnisses genannt werden (Zitierstil entsprechend der National Library of Medicine[59]). Die Aktualität und Angemessenheit der medizinischen Inhalte sind seitens des Herstellers durch entsprechende Prozesse sicherzustellen. Neue Entwicklungen in den inhaltlich abgebildeten Bereichen müssen nach entsprechenden Kriterien ausgewertet und durch Updates eingepflegt werden. Gesundheitsinformationen sollen den Anwender beim Verständnis seiner Erkrankung und dem Erreichen seiner Therapieziele unterstützen. Sie müssen inhaltlich fachlich fundiert sein und in ihrer Darstellungsform an die Bedürfnisse der Zielgruppe angepasst.

- **Patientensicherheit** ist zu gewährleisten, indem durch organisatorische und technische Maßnahmen Risiken, die durch die Nutzung der DiGA entstehen können, so gering wie möglich gehalten werden. Neben der grundsätzlichen technischen Absicherung im Rahmen der CE-Kennzeichnung geht es darum, kritische, risikobehaftete Zustände zu erkennen und den Nutzer dahingehend zu sensibilisieren, dass er darauf mit entsprechenden Konsequenzen reagiert, beispielsweise den betreuenden Arzt konsultiert. Im Falle eines Diabetestagebuchs bspw. ist der Patient allgemein auf die bei Unterzuckerung eintretenden Gesundheitsrisiken hinzuweisen und bei entsprechenden Messwerten zu geeigneten Maßnahmen aufzufordern. Für eine alltagstauglichere Handhabung der

---

[59] NLM (2018), Samples of Formatted References for Authors of Journal Article, URL: https://www.nlm.nih.gov/bsd/uniform_requirements.html

DiGA sollte es dem Anwender ermöglicht werden, die allgemeinen Hinweise nach Kenntnisnahme zu deaktivieren. Für die Gewährleistung der Patientensicherheit ist zudem eine Konsistenzprüfung der manuell oder maschinell erfassten Daten unabdingbar, um das Risiko für Fehlentscheidungen zu minimieren.

4.5   Interoperabilität [§ 6 DiGAV]

4.5.1   Grundlagen

Begriffsdefinition: „Interoperabilität ist die Fähigkeit von zwei oder mehr Menschen, Organisationen oder Systemen, Informationen auszutauschen, diese zu verstehen und wiederzuverwenden."[60]

Definition laut Art. 2 Abs. 26 Verordnung EU 2017/745 des Europäischen Parlaments und des Rates vom 5. April 2017: „Interoperabilität bezeichnet die Fähigkeit von zwei oder mehr Produkten – einschließlich Software – desselben Herstellers oder verschiedener Hersteller, a) Informationen auszutauschen und die ausgetauschten Informationen für die korrekte Ausführung einer konkreten Funktion ohne Änderung des Inhalts der Daten zu nutzen und/oder b) miteinander zu kommunizieren und/oder c) bestimmungsgemäß zusammenzuarbeiten"[61]

Unterschieden werden verschiedene Ebenen von Interoperabilität[62,63,64] technischer Systeme:

- Technisch und syntaktisch (Austauschbarkeit von Daten über Netzwerke)
- Semantisch (identisches Verständnis bezüglich der Bedeutung der ausgetauschten Informationen)
- Organisatorisch (gesellschaftlicher und gesetzlicher Rahmen, in dem die Rollen und Rechte der Akteure festgelegt werden)

Interoperabilität stellt ein wesentliches Qualitätsmerkmal von DiGA dar gemäß § 139e Abs. 2 SGB V, denn durch sie können DiGA effizient genutzt werden. Sie ermöglicht

---

[60]   Heitmann K.U. et al. (2020), Interoperabilität 2025, gematik. Stand 06.08.2020, Version 1.6, Seite 6, URL: https://www.gematik.de/fileadmin/user_upload/gematik/files/Publikationen/Interoperabilitaet_2025_Teil_A_v16.pdf

[61]   Europäisches Parlament (2017), Art. 2 Abs. 26 Verordnung EU 2017/745, URL: http://data.europa.eu/eli/reg/2017/745/oj

[62]   HIMSS, Interoperability in Healthcare, URL: https://www.himss.org/resources/interoperability-healthcare

[63]   HIMSS (2013), Definition of Interoperability, URL: https://www.himss.org/sites/hde/files/d7/FileDownloads/HIMSS%20Interoperability%20Definition%20FINAL.pdf

[64]   ZTG GmbH (2020), Deutscher Interoperabilitätstag, URL: https://www.interop-tag.de/

es, eine Infrastruktur zu schaffen, in welcher Datenaustausch und Kommunikation in einer Weise möglich werden, die Mehrwerte in der Versorgung bringt. Angaben, wie Interoperabilität durch Nutzung von Standards realisiert und welche Schnittstellen der DiGA entsprechend zu gestalten sind, finden sich in §§ 5 und 6 DiGAV und in der Anlage 2 zur DiGAV[65].

4.5.2   Nutzung von Standards und Profilen

Mit Hilfe von Standards, Profilen und Leitfäden wird festgelegt, welche Formate und Daten zwischen Systemen ausgetauscht werden, welche Bedeutung ihnen zukommt und in welchem Kontext hinsichtlich der Kooperation der Systeme sie stehen. Standards legen Format und Semantik von Datenströmen fest. Sie werden von Standardorganisationen (z. B. ISO, DIN) abgestimmt. Je weiter die Verwendungsmöglichkeiten und der Verbreitungsraum eines Standards gefasst werden, desto allgemeiner sind sie oftmals definiert. Profile haben die Funktion, Standards für bestimmte Einsatzzwecke bzw. Regionen näher zu konkretisieren, bspw. für ein vorgegebenes Feld den für einen Einsatzzweck bzw. eine Region passenden Inhalt weiter zu spezifizieren. Definiert z. B. der Standard, dass ein bestimmtes Feld eine Identifizierung des Patienten anhand einer ID ermöglichen soll, so gibt nun das Profil vor, welche verfügbare ID abhängig von Einsatzzweck und Region zu verwenden ist. Leitfäden schließlich kommt die Aufgabe zu, Profile, die einen bestimmten Anwendungsfall abdecken, zusammenzufassen. Gibt der Leitfaden Anweisungen, wie Profile in eine DiGA zu implementieren sind, bezeichnet man ihn auch als Implementierungsleitfaden.

4.5.3   Interoperable E-Health-Infrastruktur

Existieren für ein Problem mehrere Lösungen, oder gibt es noch keinen geeigneten Standard, bedarf es Strukturen und Prozessen, die einen Überblick über bestehende Standards und Profile bieten und die gezielte Entwicklung benötigter Profile unterstützen. Hervorzuheben sind:

---

[65]   BMG (2020b), DiGAV Anlage 2, URL: http://www.gesetze-im-internet.de/digav/anlage_2.html

- Das Verzeichnis vesta Standards der gematik („vesta Verzeichnis")[66], dessen Ziel es ist, als zentrales Verzeichnis für IT-Standards im deutschen Gesundheitswesen zu fungieren. Neben einer Auflistung der im deutschen Gesundheitswesen bekannten Standards, Profile und Leitfäden gibt es auch Empfehlungen, was bei konkurrierenden Optionen im Einzelfall bevorzugt einzusetzen ist. Anwender von GKV-finanzierten, auf relevante Standards, Profile und Leitfäden zurückgreifenden DiGA müssen diese in die vesta Standards aufnehmen lassen. Mit Medizinischen Informationsobjekten (MIOs, s. u.) konkurrierende Standards oder Profile sollen im vesta Verzeichnis keine Empfehlung erhalten, um auf diese Weise eindeutige Lösungen für eine Schnittstelle zu schaffen.

- Das in § 291b Absatz 1 Satz 7 SGB V festgelegte Verfahren zur Entwicklung von Medizinischen Informationsobjekten (MIOs)[67] für die ePA fördert die ePA als interoperables Werkzeug zum, vom Versicherten gesteuerten, Austausch medizinischer Dokumente zwischen Leistungserbringern. Die Interoperabilität erlaubt eine einrichtungs- und sektorübergreifende Datennutzung. Idealerweise sollten die verarbeiteten und ausgetauschten Dokumente strukturiert und kodiert sein, um eine maschinelle Auswertung und Weiterverarbeitung zu ermöglichen. Die Kassenärztliche Bundesvereinigung (KBV) erstellt mit anderen Akteuren (siehe § 291b Abs. 1 SGB V) die Spezifikation für über die ePA austauschbare Medizinische Informationsobjekte und unterzieht sie einem öffentlichen Kommentierungsverfahren.

Die Schaffung von standardisierten Datenformaten nach vesta bzw. als MIO zur Interoperabilität von DiGA wird durch die in §§ 5 und 6 der DiGAV gemachten Vorgaben unterstützt. § 6 der DiGAV definiert eine Kaskade, nach welcher priorisiert wird, welche Standards zu bevorzugen sind:

Lässt sich eine interoperable Schnittstelle als KBV-definiertes MIO oder vesta-Standard bzw. -Profil umsetzen, so sind diese zu verwenden. Sind weder ein MIO noch ein Standard/Profil/Leitfaden aus dem vesta Verzeichnis für die Umsetzung der interoperablen Schnittstelle verfügbar, bestehen folgende drei gleichwertige Optionen:

- Umsetzung der interoperablen Schnittstelle über einen „existierenden offenen, international anerkannten Schnittstellen- und/oder Semantikstandard".

---

[66]   gematik, vesta Verzeichnis, URL: https://www.vesta-gematik.de/
[67]   KBV, MIO Medizinische Informationsobjekte, URL: https://mio.kbv.de/

- Umsetzung der interoperablen Schnittstelle über ein selbst definiertes Profil, aufsetzend auf einem Standard entsprechend der im vorherigen Punkt genannten Vorgabe. Voraussetzung ist die Beantragung der Aufnahme dieser Schnittstellenspezifikation in das vesta Verzeichnis.

- Umsetzung der interoperablen Schnittstelle über ein selbst definiertes Profil, aufsetzend auf bereits im vesta Verzeichnis geführten Spezifikationen. Voraussetzung ist die Beantragung der Aufnahme dieser Schnittstellenspezifikation in das vesta Verzeichnis.

Als offene, international anerkannte Schnittstellen- und Semantikstandards gelten alle Standards von HL7, ISO, NEMA, die Profilierungen dieser Standards durch HL7 und IHE[68], alle beim Deutschen Institut für Medizinische Dokumentation und Information (DIMDI) gelisteten Semantikstandards, LOINC, SNOMED CT, sowie offene, international anerkannte Schnittstellen- und Semantikstandards, die ein ordentliches Konsentierungsverfahren durchlaufen haben bei einer nationalen Standards Developing Organization (SDO), z. B. die deutschen FHIR-Basisprofile.

4.5.4 Interoperabilitätsanforderungen

Für die Aufnahme in das DiGA-Verzeichnis ist die Interoperabilität im Hinblick auf drei ausgewählte Fragestellungen nachzuweisen:

- Der Versicherte kann von der DiGA erhobene, therapierelevante Daten in menschenlesbarer und ausdruckbarer Form auslesen, verwenden und z. B. an einen Behandler weiterleiten.

- Der Versicherte kann von der DiGA erhobene, therapierelevante Daten in einem maschinenlesbaren, interoperablen Format auslesen und in anderen Produkten verwenden bzw. einem Behandler zu diesem Zweck weiterleiten.

- Nutzt die DiGA Daten aus externen Geräten, kann sie diese über eine interoperable Schnittstelle ansprechen.

Die umzusetzenden und optionalen Interoperabilitätsschnittstellen der DiGA hat das BfArM in der nachfolgenden Grafik dargestellt:

---

[68] IHE, IHE Profiles, URL: https://www.ihe.net/resources/profiles/

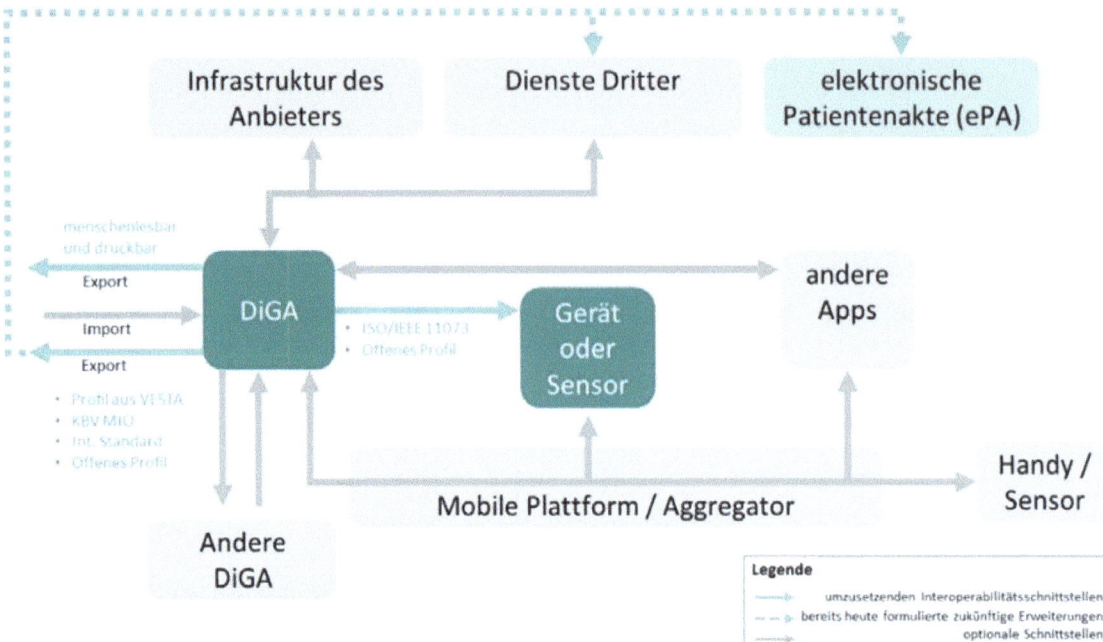

Abbildung 2: Umzusetzende und optionale Interoperabilitätsschnittstellen für DiGA (Quelle: BfArM)

Art. 20 DSGVO fordert, dass Daten (maschinenlesbar) direkt in eine andere DiGA über-
tragen werden können („Datenportabilität"), sofern technisch möglich. Das BfArM geht
jedoch derzeit davon aus, dass dies technisch noch nicht möglich ist, da entsprechende
Vereinbarungen zur sicheren Kommunikation bisher noch nicht bestehen. Die DiGAV
verlangt daher derzeit noch keine Lösungen für eine direkte Kommunikation zwischen
DiGA.

4.5.5   Maschinenlesbarer Datenexport

Die DiGA muss über eine Funktion verfügen, um Daten in einem gemäß § 6 DiGAV
bezüglich Syntax und Semantik interoperablen Format exportieren zu können.

Sind für den Verwendungszweck passende MIOs bzw. im vesta Verzeichnis gelistete
Standards, Profile und Leitfäden seit mindestens einem Jahr veröffentlicht, so sind diese
zu verwenden. Besteht die Veröffentlichung seit weniger als einem Jahr, so ist die
Verwendung optional, um dem DiGA-Hersteller Sicherheit für Planung, Entwicklung
und Umsetzung zu geben.

Für den interoperablen Datenexport zu berücksichtigen sind alle Daten, die gemäß § 4
Abs. 2 Satz 1 Ziffer 1 DiGAV (bestimmungsgemäßer Gebrauch der DiGA) erhoben
oder verarbeitet werden; u. a. umfasst dies:

- Daten, die der Nutzer eingibt

- Daten, die über Geräte und Sensoren erfasst werden

- Daten zu Nutzer und Nutzungskontext

- Angaben zur DiGA

- Metadaten zum Datenexport

Aus diesen Daten abgeleitete Daten müssen ihrerseits jedoch nicht exportierbar sein; dies bezieht Analysen, Statistiken und Protokolle ein, sofern sie lediglich dem sicheren Betrieb oder dem bestimmungsgemäßen Gebrauch der DiGA dienen oder der Erfüllung gesetzlicher Vorgaben.

Beispiel:

DiGA als Blutzuckertagebuch für Diabetiker: Maschinelles Auslesen von Blutzucker-messdaten aus Glukometer; manuelle Eingabe aller anderen Daten; Analyse und visuelle Aufbereitung der Daten (Blutzuckerkurven, Kennwerte); Darstellung durch Nutzer steuerbar anhand der Konfiguration von Grenzwerten; Erfassung von Daten zum Nutzerverhalten für den Nachweis gesteigerter Adhärenz als pVE und Optimierung der Handhabung der DiGA. Durch eine interoperable Schnittstelle exportierbar sein müssen die ausgelesenen Blutzuckermessdaten, die vom Nutzer eingegebenen Daten zu Nähr-werten und Insulingabe inkl. Zeitstempel, sowie die konfigurierten Grenzdaten und ggf. erfasste Stammdaten. Nicht exportierbar sein müssen die Daten, die das Nutzerverhalten protokollieren sowie alleine zu Abrechnungszwecken protokollierte Daten.

Interoperabilität ist wichtiger als Vollständigkeit, d. h. ist für einen maschinenlesbaren, interoperablen Datentransport ein MIO oder im vesta Verzeichnis ein Standard, Profil bzw. Leitfaden vorhanden mit einer Abdeckung von 80% der zu exportierbaren Daten, so ist dieser zu verwenden.

Es steht dem Hersteller einer DiGA jedoch frei, eine hierüber hinaus erweiterte Schnitt-stelle zu verwenden, um z. B. den Umfang der exportierbaren Daten zu erhöhen, solange die Interoperabilität hierdurch nicht beeinträchtigt wird und ausschließlich in der Spezifikation explizit vorgesehene Mechanismen Anwendung finden. In diesem Fall ist der Antrag auf Aufnahme der Schnittstelle in das vesta Verzeichnis empfehlenswert, jedoch nicht verpflichtend.

Der Hersteller ist zudem verpflichtet, auf der DiGA-Website Angaben zu für die Umsetzung des interoperablen Datenexports verwendeten Standards bzw. Profilen zu machen inkl. Verweis auf die genutzte Spezifikation.

Dem Anwender muss die Möglichkeit gegeben werden, den interoperablen Datenexport aus der DiGA heraus auszulösen. Wie die Auslösung und Durchführung des Datenexports im Detail umgesetzt werden, bleibt dem Hersteller überlassen.

4.5.6   Menschenlesbarer Datenexport

Die DiGA muss eine Funktion bieten, Daten in einem Format zu exportieren, welches es dem Anwender erlaubt, die Daten für seine eigenen Zwecke zu nutzen, bspw. zur Dokumentation auszudrucken und abzuheften oder einem Leistungserbringer, z. B. dem Hausarzt, zu übermitteln. Gemäß Anlage 2 der DiGAV muss es dem Anwender möglich sein, „für seine Versorgung relevante Auszüge der über die digitale Gesundheitsanwendung verarbeiteten Gesundheitsdaten, insbesondere zu Therapieverläufen, Therapieplanungen, Therapieergebnissen und durchgeführten Datenauswertungen" exportieren zu können. Der Export hat in einem menschenlesbaren und ausdruckbaren Format zu erfolgen und den Versorgungskontext der DiGA zu berücksichtigen. Der Anwender bzw. Versicherte soll somit in die Lage versetzt werden, seinen behandelnden Ärzten aus der DiGA heraus Berichte zukommen zu lassen, welche diesen bei der Durchführung der Therapie unterstützen. Zu diesem Zweck geht es im Unterschied zum interoperablen Datenexport nicht darum, Rohdaten zu exportieren, sondern zusammengefasste und aufbereitete Daten. Hier bietet sich durch eine für die Therapieunterstützung besonders hilfreiche Aufbereitung der Daten eine Chance für den Hersteller, dies als Wettbewerbsvorteil zu nutzen.

Als sinnvoll muss die Aufbereitung jener Daten betrachtet werden, die sich auf die typischen Versorgungsszenarien des Patienten beziehen. Laut DiGAV muss das Resultat menschenlesbar und druckbar sein, um die Vorgabe des BfArM zu erfüllen.

Beispiel:

DiGA als Blutzuckertagebuch: Die DiGA erfasst Daten zu Ernährung, Blutzucker-spiegel und Insulindosis, der Anwender kann dem Arzt eine Übersicht seiner individuellen Einstellungen, seines Blutzuckerverlaufs und ausgewählter Kennzahlen übermitteln.

4.5.7   Datenerfassung über Geräte

Dem DiGA-Hersteller steht es frei, für das Auslesen von Daten aus Peripheriegeräten auf einen Device Aggregator wie z. B. Apple Health zurückzugreifen. Ist eine DiGA in der Lage, selber direkt ein Medizingerät, ein Wearable oder eine sonstige Sensorik an-zusprechen und Daten auszulesen, so ist es für den Anwender vorteilhaft, wenn er hier-bei eine freie Wahl bezüglich der Peripherie hat, d. h. der DiGA-Hersteller sollte sich, soweit möglich, bei der Umsetzung der Schnittstellen an verwendeten Standards orien-tieren, bzw. seinerseits die von ihm implementierten Schnittstellenstandards offenlegen, so dass die Gerätehersteller wiederum die Möglichkeit zur Anpassung erhalten.

Entsprechend der Umsetzung einer interoperablen Schnittstelle für den Datenexport stehen dem Hersteller für die Umsetzung einer interoperablen Schnittstelle zum Daten-import aus Peripheriegeräten drei Optionen zur Auswahl:

- Er implementiert der DiGA ein offengelegtes und dokumentiertes Profil des ISO/IEEE 11073 Standards („Medical Device Communication").
- Er implementiert einen im vesta Verzeichnis gelisteten Standard bzw. ein dortiges Profil.
- Er entwickelt für die Schnittstelle einen eigenen Standard bzw. ein eigenes Profil und beantragt hierfür die Aufnahme ins vesta Verzeichnis.

Zur Sicherstellung einer größtmöglichen Interoperabilität und Standardisierung bietet sich eine Priorisierung an:

1. Existiert für die anzusprechenden Geräte eine Device Specification ISO/IEEE 11073 Norm[69], so wird empfohlen, diese zu verwenden.

---

[69]   https://standards.ieee.org/search-results.html?q=11073

2. Existiert für die angesprochenen Geräte ein durch die BluetoothSIG spezifiziertes Health Device Profile[70,71], so wird empfohlen, diese zu verwenden.

3. Existiert für die anzusprechenden Geräte im vesta Verzeichnis ein Profil gemäß ISO/IEEE 11073 oder HL7 FHIR, so wird empfohlen, diese zu verwenden.

4. Eine weitere Option ist die Entwicklung einer eigenen Spezifikation, die sich an dem auf ISO/IEEE 11073 aufbauenden FHIR Personal Health Device Implementation Guide[72,73] orientieren sollte und für die eine Aufnahme in die vesta Standards zu beantragen ist.

Es steht dem Hersteller frei, mehrere Schnittstellen redundant zu implementieren, um dem Anwender eine breitere Auswahl an Devices zu gestatten.

Informationen über die verwendeten Standards bzw. Profile sind auf der DiGA-Website anzugeben einschließlich eines Verweises auf die verwendete Spezifikation.

4.6   Nachweis durch Zertifikate [§ 7 DiGAV]

Die Erfüllung der Anforderungen nach §§ 4-6 ist dem Bundesinstitut für Arzneimittel und Medizinprodukte auf Verlangen durch Zertifikate zu belegen, welche zum Nachweis dieser Anforderungen geeignet sind, z. B. wenn sie aufgrund von Sicherheits-, Qualitäts- oder Umweltnormen vorgesehen sind. Diese dürfen zum Zeitpunkt der Vorlage nicht älter als 12 Monate sein. Die Erstellung der Zertifikate hat durch eine nach Verordnung Nr. 765/2008[74] des Europäischen Parlaments – und für § 4 DiGAV zusätzlich nach § 39 Bundesdatenschutzgesetz[75] – akkreditierte Zertifizierungsstelle zu geschehen. Eine Nennung geeigneter Zertifikate erfolgt durch das Bundesinstitut für Arzneimittel und Medizinprodukte.

---

[70]   https://www.bluetooth.com/de/specifications/assigned-numbers/health-device-profile/
[71]   https://www.bluetooth.com/wp-content/uploads/2019/03/HDP-Implementation_WP_V10.pdf
[72]   http://www.hl7.org/fhir/uv/phd/2019May/toc.html
[73]   http://www.hl7.org/fhir/R4/
[74]   Europäisches Parlament (2008), Verordnung (EG) Nr. 765/2008, URL: http://data.europa.eu/eli/reg/2008/765/oj
[75]   BMJV, Bundesdatenschutzgesetz, URL: http://www.gesetze-im-internet.de/bdsg_2018/

5   Positive Versorgungseffekte (pVE)

5.1   Definition

In DVG und DiGAV bezeichnen positive Versorgungseffekte (pVE) einen medizinischen Nutzen (mN) oder eine für den Patienten relevante Verbesserung von Struktur und Verfahren in der Versorgung (pSSV) (§ 8 Abs. 1 DiGAV). Gemäß § 33a SGB V beziehen sich die positiven Versorgungseffekte der DiGA unmittelbar auf den Patienten und sind nachzuweisen mittels entsprechender Endpunkte. Effekte, die sich nicht unmittelbar auf den Patienten beziehen, sondern z. B. ökonomische Vorteile bieten oder Vorteile für das medizinische Personal, können hingegen nicht als positive Versorgungseffekte der DiGA gewertet werden.

5.2   Medizinischer Nutzen

Der medizinische Nutzen bezüglich der klassischen patientenrelevanten Endpunkte „Mortalität", „Morbidität" und „Gesundheitsbezogene Lebensqualität" („Quality-of-Life") umfasst als patientenrelevante Effekte (§ 8 Abs. 2 DiGAV):

- Verbesserung des Gesundheitszustandes
- Verkürzung der Krankheitsdauer
- Verlängerung des Überlebens
- Verbesserung der Lebensqualität

Dies erfolgt in Anlehnung an die Bewertung von Arzneimitteln, d. h. es ist zu belegen, dass die Verwendung der DiGA zu einer positiven Beeinflussung patientenrelevanter Endpunkte wie Morbidität, Mortalität oder Lebensqualität führt.
Der postulierte medizinische Nutzen ist durch Studien zu belegen.

5.3   Patientenrelevante Struktur- und Verfahrensverbesserungen

DiGA bieten gute wie auch neue Möglichkeiten, die Versorgung des Patienten zu verbessern. Die pSSV sind in der DiGAV § 8 Abs. 3 definiert:

pSSV finden sich im Rahmen der Erkennung, Überwachung, Behandlung oder Linderung von Krankheiten, bzw. in der Erkennung, Behandlung, Linderung oder Kompensierung von Verletzungen oder Behinderungen, sind auf eine Unterstützung des Gesundheitshandelns der Patienten bzw. eine Integration der Abläufe zwischen Patienten und Leistungserbringern ausgerichtet, und umfassen folgende Bereiche:

- Koordination der Behandlungsabläufe
- Ausrichtung der Behandlung an Leitlinien und anerkannten Standards
- Adhärenz
- Erleichterung des Zugangs zur Versorgung
- Patientensicherheit
- Gesundheitskompetenz der Patienten
- Patientensouveränität
- Bewältigung krankheitsbedingter Schwierigkeiten im Alltag
- Reduzierung therapiebedingter Aufwände und Belastungen für die Patienten und ihre Angehörigen

Die postulierte Verfahrens- oder Strukturverbesserung ist durch Studien zu belegen.

5.3.1 Koordination der Behandlungsabläufe

Die Koordination von Behandlungsabläufen zwischen Patienten und ihren Dienstleistern, bspw. Ärzten oder Therapeuten, kann durch DiGA unterstützt werden. Anhand der von der DiGA erfassten Daten können Therapeuten über den Therapieverlauf informiert werden, steuernd und optimierend eingreifen oder situationsspezifisch zur Kontaktaufnahme aufgerufen werden. Sind mehrere Dienstleister an der Behandlung des Patienten beteiligt, so erhalten sie über die DiGA die jeweils für sie relevanten Informationen und werden in ihrer Rolle innerhalb des Therapiekonzepts unterstützt.

5.3.2 Ausrichtung der Behandlung an Leitlinien und anerkannten Standards

Leitlinien und Behandlungsstandards beinhalten üblicherweise Empfehlungen für die Behandler, können aber auch, didaktisch an die Zielgruppe angepasst, Patienten Empfehlungen geben, die ihnen helfen, Therapien adäquat umzusetzen und z. B. eine chronische Erkrankung zu meistern, bspw. durch Änderung des Lebensstils, so dass die Patienten dies auch behandlerunabhängig(er) umsetzen können.

5.3.3   Adhärenz

Adhärenz bezeichnet die Umsetzung von Therapieanteilen des Patienten, die zwischen ihm und seinem Therapeuten, ggf. auf einer leitlinienbasierten Empfehlung beruhend, verabredet wurden. Diese Umsetzung setzt somit die Mitarbeit des Patienten voraus, ist förderlich für den Therapieverlauf und letztlich den Therapieerfolg und kann durch die DiGA unterstützt werden, indem sie es dem Patienten erleichtert, die Maßnahmen in seinen Alltag zu integrieren. Laut einem Bericht der Weltgesundheitsorganisation WHO aus dem Jahr 2003[76] sind 30-50% der Patienten, die eine Dauermedikation erhalten, nicht adhärent zu den Therapiemaßnahmen, so dass auf diesem Feld ein deutliches Verbesserungspotenzial besteht.

5.3.4   Erleichterung des Zugangs zur Versorgung

Unabhängig von regional differierender Infrastruktur können DiGA, vergleichbar mit bereits im Einsatz befindlichen telemedizinischen Lösungen, Patienten einen gleich-wertigen Zugang zu Gesundheitsleistungen ermöglichen. Da die digitalen Gesundheits-anwendungen internetbasiert arbeiten, können auch Patienten in (fach)medizinisch unterversorgten Regionen die erforderlichen Leistungen in Anspruch nehmen, soweit sie sich mittels DiGA abbilden lassen.

5.3.5   Patientensicherheit

Patientensicherheit wird erreicht, indem Risiken, die sich für den Patienten z. B. durch falsche Medikation, unerwünschte Nebenwirkungen, unerwünschte Medikamenten-interaktionen, übersehene pathologische Werte oder Behandlungsfehler ergeben, ver-hindert werden. DiGA können hierzu einen wichtigen Beitrag leisten, indem sie

---

[76]   WHO (2003), Adherence to Long-Time Therapies: Evidence for action, URL: https://www.who.int/chp/knowledge/publications/adherence_full_report.pdf

- auf Basis implementierter Leitlinien und Regelwerke den Patienten bei seiner Therapie dahingehend unterstützen, dass er Fehldosierungen vermeidet und Symptome frühzeitig erkennt und deutet und ggf. Maßnahmen ergreift,

- durch Abgleich eingegebener Parameter mit Referenzwerten Abweichungen erkennen und Handlungsempfehlungen geben,

- den Behandler engmaschig mit therapierelevanten Informationen versorgen und ihm so eine Entscheidungsgrundlage geben, um die Therapie zu adaptieren oder den Patienten zu kontaktieren.

Qualitäts- und Sicherheitsvorgaben aus dem stationären und ambulanten Sektor können somit bis in das unmittelbare Umfeld des Patienten transportiert werden.

5.3.6   Gesundheitskompetenz der Patienten

Der durchschnittliche Patient hat oftmals Schwierigkeiten, für ihn relevante Gesundheitsinformationen zu recherchieren, zu interpretieren, zu bewerten und zu nutzen. Internetdienste wie medinfo.de verfolgen das Ziel, Patienten hierbei zu unterstützen. Die DiGA kann Patienten im Kontext ihrer Behandlung ebenfalls unterstützen, indem sie ihnen diese gesundheitsrelevanten Informationen zur Verfügung stellt und somit den Therapieerfolg fördert, da der Patient durch zielgruppengerecht aufbereitete Darbietung dieser Informationen ein besseres Verständnis für seine Erkrankung und die zu ihrer Behandlung notwendigen Maßnahmen erhält. Dieses Verständnis trägt zu seiner Bereitschaft und Befähigung bei, Therapiemaßnahmen umzusetzen, es stärkt aber auch seine Position im Gespräch mit seinem Behandler, da die Asymmetrie zwischen beiden verringert wird.

5.3.7   Patientensouveränität

Patienten kommt im Gesundheitswesen eine aktive Rolle zu, sie verfügen über einen Erfahrungsschatz bezüglich der Erhaltung von Gesundheit, Linderung von Krankheiten und des Umgangs mit Erkrankungen. Ein autonomes Gesundheitshandeln kann die Prävention von Erkrankungen und die Verbesserung der Lebensqualität maßgeblich fördern und durch DiGA unterstützt werden. DiGA können Patienten zudem bei Entscheidungsprozessen helfen, welche gesundheitsrelevant sind.

5.3.8   Bewältigung krankheitsbedingter Schwierigkeiten im Alltag

Patienten können durch ihre Erkrankung Einschränkungen im Alltag erfahren und mit Schwierigkeiten konfrontiert sein. Hierzu zählen bspw. Patienten mit Anfallsleiden. Ist es möglich, Vorboten eines Anfalls zu erfassen, z. B. mittels Sensoren, welche von einer DiGA ausgewertet werden, kann der Patient über die DiGA eine Warnung erhalten und sich so rechtzeitig auf die drohende Situation einstellen. Auch ist es denkbar, Behandler oder Verwandte über den Zustand in Kenntnis zu setzen. Zudem kann die DiGA Angehörige durch Anweisungen und Empfehlungen involvieren, um den Patienten bei der Bewältigung von krankheitsbedingten Schwierigkeiten zu unterstützen.

5.3.9   Reduzierung therapiebedingter Aufwände und Belastungen für die Patienten und ihre Angehörigen

Maßnahmen zur Behandlung von Erkrankungen können für Patienten und ihre Angehörigen Einschränkungen und Veränderungen ihres Alltags mit sich bringen durch regelmäßige Erfassung von Parametern, sich hieraus ergebenden Therapien wie Medikationen, oder Übungen, welche es zu koordinieren gilt. Eine DiGA vermag hierbei einen Beitrag zu leisten, diese Abläufe effizient zu gestalten und besser in den Alltag zu integrieren, so dass Aufwand und Belastung möglichst geringgehalten werden. Sie kann Hilfe bei der Interpretation von Nebenwirkungen geben und Handlungsempfehlungen. Durch Auswertung der erfassten Daten lässt sich bspw. angeben, wann der nächste routinemäßige Arztbesuch sinnvoll ist bzw. ob eine Konsultation eines Behandlers dringend notwendig erscheint.

Positive Versorgungseffekte müssen für definierte Patientengruppen angegeben werden, für welche die DiGA dann ggf. verordnungs- und erstattungsfähig werden kann. Voraussetzung ist, dass die positiven Effekte belegt werden und die DiGA in das DiGA-Verzeichnis aufgenommen wird.

Die Patientengruppe ist auf Grundlage einer oder mehrerer Indikationen, verschlüsselt nach ICD-10, zu definieren und einzugrenzen. Für die Verschlüsselung sind ausschließlich 3- und 4-stellige Angaben zulässig. Somit kann festgelegt werden, ob eine Patientengruppe (z. B. Typ-II-Diabetiker) oder eine Patientensubgruppe (z. B. Typ-II-Diabetiker mit bestimmten Laborwerten oder Komplikationen) die Zielgruppe bilden, an welche die DiGA gerichtet ist.

Im ambulanten Sektor werden ICD-10-Codes ggf. um die Angabe eines Zusatzkennzeichens (A = ausgeschlossene Diagnose, G = gesicherte Diagnose, V = Verdachtsdiagnose, Z = (symptomloser) Z. n. Diagnose) ergänzt, womit der Grad der Diagnosesicherheit angegeben wird. Diese Angabe wird nicht als zusätzliche Stelle der Kodierung gesehen.

Gibt der Hersteller mehrere Indikationen für eine DiGA an, sind die positiven Versorgungseffekte für jede definierte Patientengruppe separat nachzuweisen. Es ist jedoch möglich, mehrere hinsichtlich der positiven Versorgungseffekte vergleichbare Indikationen zusammenzufassen, wobei das BfArM über die Zulässigkeit entscheidet.

Eine induktive qualitative Inhaltsanalyse der Werbe- und Informationsmaterialien von 79 deutschsprachigen DiGA erbrachte folgende mögliche Verfahrens- und Strukturverbesserungen in der Gesundheitsversorgung:

Bereich	Hypothese zum Versorgungseffekt
Organisatorisch	Der Einsatz der DiGA verbessert das Behandlungsmanagement* bei Patienten mit chronischen Krankheiten.
	Der Einsatz der DiGA verbessert das Behandlungsmanagement nach Operationen.
	Der Einsatz der DiGA verbessert das Behandlungsmanagement im Bereich der medizinischen Rehabilitation.
	Der Einsatz der DiGA verbessert das Behandlungsmanagement durch Symptomüberwachung und/oder Erfassung von Vitalparametern.
	Der Einsatz der DiGA verbessert das Behandlungsmanagement durch die Erfassung von patientenberichteten Ergebnissen („Patient Reported Outcomes").
	Der Einsatz der DiGA verbessert das Behandlungsmanagement durch Daten- und Informationsaustausch zwischen Patienten und Angehörigen von Gesundheitsberufen.
	Der Einsatz der DiGA verbessert das Behandlungsmanagement durch Erleichterung der Dokumentation für Patienten und Angehörige von Gesundheitsberufen.
	Der Einsatz der DiGA verbessert das Management der Empfängnisregelung.
	Der Einsatz der DiGA verbessert das Medikationsmanagement.
	Der Einsatz der DiGA führt zu einer Zeitersparnis bei Patienten oder zu mehr Zeit für den persönlichen Kontakt zwischen Patienten und Angehörigen von Gesundheitsberufen.
	Der Einsatz der DiGA reduziert die Anzahl der notwendigen Arztkontakte.
	Der Einsatz der DiGA verbessert den Zugang zu fachärztlicher und/oder psychotherapeutischer Versorgung.
	Der Einsatz der DiGA verbessert den Zugang zu Gesundheitsversorgung in Gebieten mit geringer Versorgungsinfrastruktur.
	Sonstiges

Ökonomisch	Der Einsatz der DiGA führt zu einer Kostenersparnis auf Seiten des Patienten.
	Der Einsatz der DiGA führt zu einer Kostenersparnis im Gesundheitssystem.
	Der Einsatz der DiGA reduziert Überversorgung.
	Der Einsatz der DiGA verbessert die Früherkennung von Krankheiten.
	Sonstiges
Sozial / Ethisch	Der Einsatz der DiGA erhöht die Gesundheitskompetenz.
	Der Einsatz der DiGA erhöht die Patientensouveränität.
	Der Einsatz der DiGA verbessert die gemeinsame Entscheidungsfindung zwischen Arzt und Patient.
	Der Einsatz der DiGA steigert die Therapietreue („Adhärenz").
	Der Einsatz der DiGA fördert einen gesunden Lebensstil.
	Der Einsatz der DiGA verbessert die Krankheitsbewältigung.
	Der Einsatz der DiGA verbessert den Zugang zu schwer erreichbaren Patientengruppen.
	Der Einsatz der DiGA verbessert die Einbindung von Angehörigen in den Versorgungsprozess.
	Der Einsatz der DiGA verbessert die Systemverantwortung von Patienten, indem diese einen Beitrag zu Wissenschaft und Forschung leisten können.
	Sonstiges
* Der Begriff Behandlungsmanagement meint die Steuerung der Prozesse sowie der Informationsflüsse im Rahmen der Gesundheitsversorgung eines Patienten – für und durch den Patienten selbst oder in Interaktion mit Angehörigen von Gesundheitsberufen	

Tabelle 3: Verfahrens- und Strukturverbesserungen in der Gesundheitsversorgung (Quelle: Bertelsmann Stiftung (2019), Studienbericht AppQ: Gütekriterien-Kernset für mehr Qualitätstransparenz bei digitalen Gesundheitsanwendungen, Seite 60-61, URL: https://www.bertelsmann-stiftung.de/fileadmin/files/BSt/Publikationen/GrauePublikationen/Studienbericht_AppQ_191028.pdf)

Die Vorgehensweise zur induktiven qualitativen Inhaltsanalyse ist im Studienbericht AppQ, Oktober 2019, Kapitel 3.3 „Analyse: Verfahrens- und Strukturverbesserungen in der Gesundheitsversorgung durch den Einsatz von DiGA" (Seite 13-15) der Bertelsmann Stiftung beschrieben. Die Einteilung der analysierten DiGA in die Bereiche „organisatorisch", „ökonomisch" und „sozial / ethisch" erfolgte in Anlehnung an Kategorien aus dem „Health Technology Assessment (HTA)".[77,78,79,80]

5.4   Studien zum Beleg von pVE

5.4.1   Anforderungen

Um den Nachweis für positive Versorgungseffekte zu erbringen, ist anhand von Studien darzulegen, dass die Anwendung der DiGA besser ist als die Nichtanwendung. Hierzu reicht es nicht aus, eine Publikation vorweisen zu können, welche einen Nutzen belegt, sondern es muss anhand der DiGA-spezifischen Patientengruppe ein Vorteil der Anwendung gegenüber der Nichtanwendung dieser DiGA bei einer vergleichbaren Patientengruppe nachweisbar sein. Nichtanwendung kann hierbei die Behandlung der Gruppe ohne Verwendung der DiGA bedeuten oder die Nichtbehandlung oder die

[77]   https://www.bundesaerztekammer.de/aerzte/qualitaetssicherung/health-technology-assessment/
[78]   https://www.dimdi.de/dynamic/de/weitere-fachdienste/health-technology-assessment/
[79]   https://www.cochrane.de/de/hta
[80]   https://www.who.int/medical_devices/assessment/en/

Behandlung mit einer vergleichbaren, im DiGA-Verzeichnis bereits gelisteten DiGA. Auszuwählen ist das Verfahren, das für die Vergleichsgruppe a. e. der Realität entspricht, d. h. die Nichtbehandlung sollte dann gewählt werden, wenn für das Krankheitsbild bisher keine Behandlung vorgesehen war oder die Nichtbehandlung aufgrund mangelnder Therapieplätze in Kauf genommen wurde. Wird bspw. nach Indikationsstellung auf einen Therapieplatz gewartet und besteht kein dringender Behandlungsbedarf, also somit auch keine Versorgung während dieser Wartezeit, so ist in diesem Fall ein Vergleich der DiGA-Behandlung mit Nichtbehandlung zulässig. Der Vergleich mit einer Behandlung ohne DiGA kann auch retrospektiv erfolgen, d. h. sofern aus der Vergangenheit vorliegende Daten einen Vergleich erlauben, dürfen sie als Vergleichsgruppe herangezogen werden. Hierfür ist zunächst zu klären, welche Parameter der Zielgruppe für eine aussagekräftige Beurteilung der DiGA-Wirkung Verwendung finden, für die retrospektiv betrachtete Gruppe müssen diese Parameter ebenfalls dokumentiert sein. Darüber hinaus sollten hinsichtlich der verfügbaren Daten jedoch auch weitere Ähnlichkeiten der beiden Gruppen bestehen, d. h. wenn das Ziel der DiGA die Senkung des Langzeitblutzuckerwertes HbA1c ist, so genügt es nicht, wenn nur dieser für die „historische" Kontrollgruppe dokumentiert ist, sondern die Gruppen sollten sich auch hinsichtlich Alter, Gewicht, Ernährung etc. ähnlich sein. Zudem kann ein retrospektiver Vergleich mit verschiedenen Behandlungsformen erfolgen, sofern das Datenmaterial dies hergibt.

Die Studien müssen quantitativ vergleichend sein und eine zum Gegenstand der Untersuchung adäquate Methodik aufweisen. Je nach Fragestellung kann es sich um klinische oder epidemiologische Studien handeln, es ist jedoch auch denkbar, sich an den Methoden anderer Wissenschaftsbereiche zu orientieren, sofern diese passend sind. Je nach Art der Studie kommen unterschiedliche Evidenzstufen[81,82] zustande:

Evidenzstufe I: Randomisierte klinische Studien

Evidenzstufe II: Prospektive, parallel kontrollierte klinische Studien

Evidenzstufe III: Vergleichsstudien, Korrelationsstudien, Fall-Kontroll-Studien

Evidenzstufe IV: Fallserien

---

[81]   Agency for Health Care Policy and Research (AHCPR) (1992), Acute Pain Management: Operative or Medical Procedures and Trauma, Clinical Practice Guidelines, No. 1, Report No. 92-0032, Appendix B, Rockville (MD), URL: https://www.ncbi.nlm.nih.gov/books/NBK52152/

[82]   Deutsches Netzwerk Evidenzbasierte Medizin, Klassifikation klinischer Studien, URL: https://www.ebm-netzwerk.de/de/service-ressourcen/ebm-basics/arbeitsmaterialien

Die Durchführung der Studien hat in Deutschland zu erfolgen, um zu gewährleisten, dass sie für in Deutschland eingesetzte DiGA aussagekräftig sind, also in einem Umfeld stattfinden, das dem späteren Einsatzort entspricht, so dass die Besonderheiten der Gesundheitsversorgung, aber auch des Patientenguts, der Therapiekonzepte und der Arzt-Patient-Interaktion berücksichtigt werden. Ist die Versorgungssituation in einem anderen Land nachweislich vergleichbar mit der in Deutschland, so kann eine dort durchgeführte Studie ebenfalls anerkannt werden. Alle pVE bedürfen des Nachweises einer Vergleichbarkeit der Population, alle pSVV des Nachweises einer Vergleichbarkeit der Versorgungssituation in Bezug auf die maßgeblichen Parameter.

Voraussetzung für die Akzeptanz der Studien ist die Eintragung in einem Primär- oder Partnerregister der World Health Organisation International Clinical Trials Registry Platform[83] oder bei einem Datenlieferanten der World Health Organisation International Clinical Trials Registry Platform, um Qualität und die Vergleichbarkeit der erhobenen Angaben sicherzustellen. Als Primärregister für Deutschland ist das Deutsche Register klinischer Studien (DRKS)[84] des DIMDI/BfArM anerkannt.

5.4.2   Veröffentlichung und Evaluation

Die Studienergebnisse sind dem BfArM für die Aufnahme ins DiGA-Verzeichnis vorzulegen und spätestens 12 Monate hiernach zu veröffentlichen; dies gilt ebenso für negative Ergebnisse. Ziel ist, das Vertrauen von Anwendern und Leistungserbringern in das Prüfverfahren zu stärken und die Daten zu Forschungszwecken verfügbar zu machen. Der Nachweis für den Nutzen der DiGA wird auf der Website des Herstellers bzw. der DiGA veröffentlicht, die zusätzliche Publikation in Fachzeitschriften kann darüber hinaus der Akzeptanz und Verbreitung der DiGA förderlich sein.

Zusammen mit der Studie muss ein zum internationalen Standard für Darstellung und Berichterstattung für Studien (z. B. CONSORT Statement[85]) konformer Studienbericht eingereicht werden, der möglichst umfassend zu sein hat, um Qualität und evtl. Schwächen der Studie beurteilen zu können.

---

[83]   https://www.who.int/clinical-trials-registry-platform
[84]   https://www.dimdi.de/dynamic/de/weitere-fachdienste/deutsches-register-klinischer-studien/
[85]   http://www.consort-statement.org/

DiGA-Hersteller können einen Antrag auf vorläufige Aufnahme zur 12-monatigen Erprobung stellen. Hierzu müssen sie darlegen, dass die DiGA für die Zielgruppe einen oder mehrere pVE erzielen kann, wofür eine systematische Datenauswertung vorzulegen ist, welche sowohl eine Literaturrecherche als auch die Analyse von mit der DiGA gewonnenen Daten („Real-World-Data") umfasst. Diese Datenauswertung gibt einen ersten Anhalt bezüglich des zu erwartenden Effekts und des zu planenden Studiendesigns einschließlich der benötigten Fallzahlen und Messinstrumente. Eine entsprechende Studie kann auch vor Beantragung der Aufnahme in das DiGA-Verzeichnis begonnen werden. Erwartet der Hersteller jedoch Späteffekte, z. B. durch eine DiGA-gesteuerte Verhaltensänderung, die erst nach Abschluss der Studie zu erwarten sind, so müssen sich auch bei Aufnahme zur Erprobung bereits erste Hinweise auf die erwarteten Effekte ergeben. Sind diese Hinweise vor Ablauf der Erprobungsphase noch nicht belegbar, jedoch ihr zu erwartendes zeitnahes Eintreten plausibel darlegbar, so kann eine Verlängerung der Erprobungsphase beantragt werden. Der Hersteller muss in diesem Fall erklären, warum die Nachweise der pVE bislang nicht erbracht werden konnten und innerhalb der Verlängerung glaubhaft zu erwarten sind. Eine Verlängerung kann nur einmal gewährt werden bei Antragsstellung mindestens 3 Monate vor Ablauf. Vermag der Hersteller nicht glaubhaft zu belegen, dass die Verlängerung die gewünschten Resultate bringt, kann sie vom BfArM abgelehnt werden.

5.4.3   Studientypen und -design

Die positiven Effekte von DiGA liegen überwiegend in Verbesserungen der Versorgung im Alltag, Informationen für den Anwender und Kommunikation mit dem Dienstleister. Studien, die pVE von DiGA analysieren sollen, sollten daher auch realitätsnah in der Versorgungssituation durchgeführt werden und die im Versorgungsalltag erfassten Daten als Grundlage verwenden. Für die Definition der durch die Studie zu klärenden Fragen bietet sich das PICO-Schema[86,87] an (Patient/Population, Intervention, Comparison, Outcome). Sind bereits passende Daten in der erforderlichen Qualität vorhanden und wurden die in ihnen enthaltenen, zu untersuchenden Merkmale in Art und Umfang korrekt erhoben, lassen sich diese Daten in einer retrospektiven Studie verwenden (§ 10

---

[86]   AWMF-Regelwerk Leitlinien: Formulierung von klinisch relevanten Fragestellungen, URL: https://www.awmf.org/leitlinien/awmf-regelwerk/ll-entwicklung/awmf-regelwerk-01-planung-und-organisation/po-formulierung-fragestellungen.html

[87]   Boeker M. (2014), Einführung in die strukturierte Literaturrecherche, Seite 27-34, URL: https://www.cochrane.de/lit_vortrag_einführung_literaturrecherche

DiGAV). Dies bietet sich insbesondere dann an, wenn diese Daten bereits in digitaler Form vorliegen, z. B. aus Krankenakten, Gesundheitsregistern oder Krankenkassen-Abrechnungsdaten. Für einen Antrag auf Aufnahme ins Register stellt eine retrospektive vergleichende Studie (Fall-Kontroll-Studie, Kohortenstudie) die denkbare Mindestanforderung dar, besser ist – alleine schon aufgrund der höheren Evidenzstufe – eine prospektive Vergleichsstudie. Die Vergleichbarkeit hinsichtlich Studienpopulation und des Versorgungskontextes muss gewährleistet sein, die Einwilligung der Patienten zur Verwendung ihrer Daten in einer Studie ist notwendig. Retrospektive Vergleiche können unzulässig werden, wenn sich im Verlauf deutliche Änderungen bezüglich Leitlinien und Versorgungsprozessen ergeben haben oder die untersuchten Merkmale in der Vergangenheit nicht in ausreichender Qualität dokumentiert worden sind.

Enthalten DiGA diagnostische Instrumente, z. B. in Form von Datenerfassung, Dateneingabe oder Messung von Vitalparametern, müssen zusätzlich Studien vorgelegt werden, die die Güte dieser Instrumente bezüglich Sensitivität und Spezifität belegen und somit die Eignung für die pVE-Indikation(en) (§ 12 DiGAV).

Mindestens ein pVE ist für die Aufnahme ins Vereichnis zu belegen. Die Wahl des Studien- bzw. Evaluationsdesigns hängt von DiGA und pVE ab. Design und Datenquelle müssen methodisch valide sein. Güte und Aussagekraft der Nachweise sind durch geeignete statistische Methoden sicherzustellen und vor Bias-Verzerrung durch passende Wahl von Studiendesign und Auswertemethoden zu sichern.

Ist eine DiGA für mehrere Indikationen vorgesehen, so sind diese Indikationen durch die Studienpopulation abzudecken. Bei nicht ausreichenden Ergebnissen gilt der Nachweis als grundsätzlich nicht erbracht, es kann dann jedoch für einzelne Indikationen eine Nachweisführung erfolgen nach Rücksprache mit dem BfArM.

Zulässige Studien für den Nachweis von pVE sind strukturierte Erfassung von Endpunkten durch statistische Auswertung von Patientendaten, strukturierte Erfassung von gesundheitsbezogenen Parametern (z. B. Befindlichkeit) durch quantitativ auswertbare Fragebögen, strukturierte Erfassung der Adhärenz durch quantitativ auswertbare Fragebögen.

Für die Verwendbarkeit einer retrospektiven Studie kann es notwendig sein, mittels mathematischer Methoden eine Vergleichbarkeit zu erzielen, bspw. durch Angleichung von Merkmalen der untersuchten Population wie Alter, Geschlecht, Krankheiten. Sollte dies nicht machbar sein, so ist eine prospektive Vergleichsstudie durchzuführen.

Entsprechend anerkannten wissenschaftlichen Standards sind die Gruppen hinsichtlich Hauptdiagnose und Komorbiditäten zu klassifizieren. Die Kontrollgruppe kann inter-individuell sein, also Vergleich verschiedener Individuen mit bzw. ohne Anwendung der DiGA, oder intraindividuell, d. h. Vergleich identischer Individuen vor und nach Verwendung der DiGA. Der Hersteller hat die Freiheit der Wahl des Konzepts, das gewählte Konzept muss aus jedoch wissenschaftlicher Sicht wie auch aus dem Versor-gungskontext heraus geeignet sein und vom BfArM geprüft werden. Der Hersteller führt mit seiner Studie den Nachweis, dass seine DiGA der Kontrollgruppe überlegen ist. Ein Vergleich mit einer im Verzeichnis bereits geführten DiGA ist möglich, sofern die Patientengruppen beider DiGA ebenfalls vergleichbar sind, wobei die Vergleichbar-keit u. a. gegeben sein muss bezüglich Indikation, Strukturkontext, Behandlungskon-text. Auch hierbei muss eine Überlegenheit belegt werden, nicht nur eine Gleichwertig-keit mit der bereits im Verzeichnis geführten DiGA.

Ein zulässiges Studiendesign stellen beobachtende analytische Studien dar wie Fall-Kontroll-Studien oder Kohortenstudien. Sie sehen eine Kontrollgruppe vor und können sowohl prospektiv als auch retrospektiv durchgeführt werden, bzw. als Vorher-Nachher-Vergleiche. Abhängig vom Versorgungskontext der DiGA und der pVE kommen verschiedene Studiendesigns und Studienmethoden in Frage, sei es die Einbeziehung von Real-World-Data oder eine Methodik wie Multiphase Optimization Strategy (MOST)[88], Sequential Multiple Assignment Randomized Trial (SMART)[88] oder Pragmatic Clinical Trials (PCT)[89]. Eine rechtzeitige Besprechung mit dem BfArM vor der Entscheidung für eine Studienmethode wird empfohlen, ebenso bei Vorlage einer bereits bestehenden Studie, welche zur Bewertung der pVE geeignet erscheint. Zur Datenerhebung können je nach Fragestellung bzw. zu erhebenden Parametern validierte Fragebögen, klinische Parameter oder Versorgungsdaten herangezogen werden.

---

[88]   Collins L.M. et al. (2007), The Multiphase Optimization Strategy (MOST) and the Sequential Multiple Assignment Randomized Trial (SMART): New Methods for More Potent eHealth Interventions, Am J Prev Med. 2007 May;32(5 Suppl): S112-S118, URL: https://www.ncbi.nlm.nih.gov/pmc/articles/PMC2062525/

[89]   Patsopoulos N.A. et al. (2011), A pragmatic view on pragmatic trials, Dialogues Clin Neurosci. 2011 Jun;13(2):217-224, URL: https://www.ncbi.nlm.nih.gov/pmc/articles/PMC3181997/

6   Antrag auf Aufnahme in das DiGA-Verzeichnis
6.1   Das „Fast-Track"-Antragsverfahren des BfArM

Das Verfahren zur Beantragung der Aufnahme einer DiGA in das DiGA-Verzeichnis ist als „Fast-Track" konzipiert (Ablauf siehe schematische Darstellung in Abbildung 3) mit einer Bewertungszeit des BfArM von drei Monaten nach Eingang aller Unterlagen. In diesem Zeitraum werden die Herstellerangaben zur DiGA (siehe Kapitel 3), zu den an die DiGA gestellten technischen Anforderungen (siehe Kapitel 4) sowie die Nachweise für die erzielbaren positiven Versorgungseffekte (siehe Kapitel 5) überprüft. Sind die positiven Versorgungseffekte zu dem Zeitpunkt noch nicht ausreichend belegt, die übrigen Anforderungen jedoch erfüllt, kann der Hersteller einen Antrag auf vorläufige Aufnahme in das DiGA-Verzeichnis stellen und innerhalb einer einjährigen Erprobungsphase – mit der Option auf ggf. Verlängerung um ein weiteres Jahr – die benötigten Studien durchführen. Sobald und solange eine DiGA im Verzeichnis gelistet ist, ist sie verordnungsfähig[90] für rd. 73 Mio. gesetzlich Krankenversicherte und etwaige durch ihren Einsatz anfallende zusätzliche ärztliche Leistungen werden vergütet. Das BfArM stellt Herstellern für die Antragsstellung zur Aufnahme einer DiGA in das DiGA-Verzeichnis einen Leitfaden[91] und eine Ausfüllhilfe[92] zur Verfügung. Der Antrag kann durch den DiGA-Hersteller oder einen Bevollmächtigten (Art. 2 Nr. 32 MDR bzw. § 3 Nr. 16 MPG) erfolgen. Es wird erwartet, dass andere Länder künftig ähnliche Verfahren implementieren werden.[93]

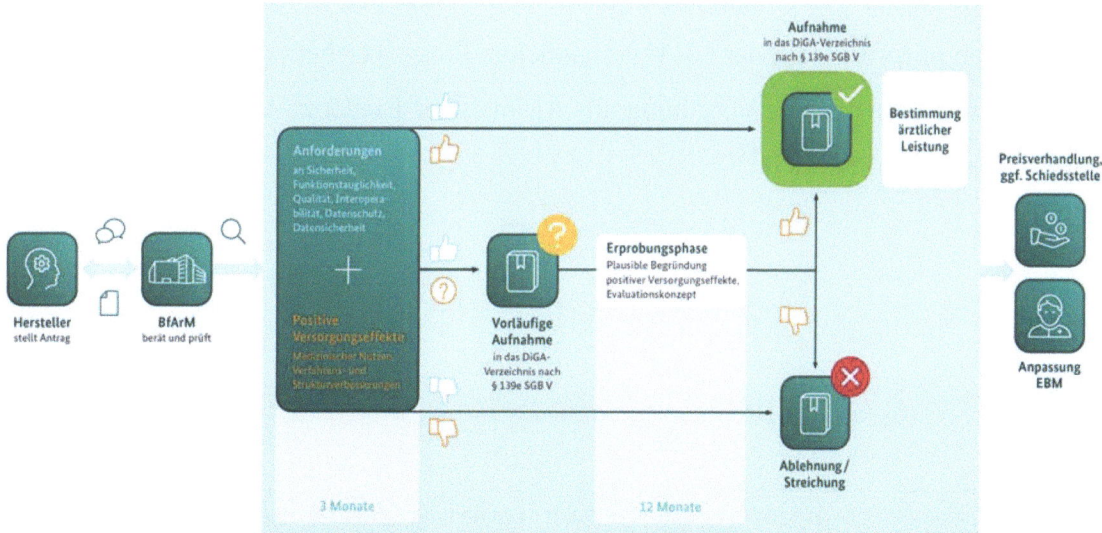

Abbildung 3: Das „Fast-Track"-Bewertungsverfahren beim BfArM (Quelle: BfArM)

---

90   https://diga.bfarm.de/de/leistungserbringer
91   https://www.bfarm.de/SharedDocs/Downloads/DE/Service/Beratungsverfahren/DiGA-Leitfaden.pdf?__blob=publicationFile
92   https://www.bfarm.de/SharedDocs/Downloads/DE/Service/Beratungsverfahren/DiGA-Ausfüllhilfe.pdf?__blob=publicationFile
93   https://www.iges.com/veranstaltungen/ankuendigungen/digital-medicine-conference/index_ger.html

6.2   Endgültige Aufnahme in das DiGA-Verzeichnis

Kann der Hersteller bei Erfüllung der Anforderungen gemäß §§ 3-6 DiGAV bereits eine vergleichende Studie vorweisen, die gemäß §§ 10-12 DiGAV den Nachweis mindestens eines pVE erbringt, so kann er die endgültige Aufnahme seiner DiGA in das DiGA-Verzeichnis beantragen. Bei positivem Bescheid durch das BfArM erfolgt innerhalb von drei Monaten die Aufnahme in das Verzeichnis, bei negativem Bescheid kann erst nach 12 Monaten und Vorlage neuer pVE-Nachweise ein erneuter Antrag erfolgen.

Der Antrag ist mit Gebühren verbunden, ebenso die Beratung durch das BfArM. Die Gebühren sind im DiGA-Leitfaden unter Punkt 5.4.3 (Gebühren für die Beratung) bzw. Punkt 5.5 (Antragsgebühren und Auslagen des BfArM) spezifiziert, wobei die Antrags-gebühren nur grob umrissen sind. Neben diesen Gebühren hat der Hersteller auch die Entwicklungskosten der DiGA sowie die ggf. nicht unerheblichen Kosten der Studien zum Beleg positiver Versorgungseffekte zu tragen.

Mit der endgültigen Aufnahme in das DiGA-Verzeichnis ist die DiGA flächendeckend erstattungsfähig und ärztlich verordnungsfähig. Während der ersten 12 Monate erhält der Hersteller, sobald seine DiGA in das Verzeichnis aufgenommen ist, einen Her-stellerpreis, der in einer Rahmenvereinbarung zwischen Herstellerverbänden und Vertretern der GKV verhandelt wird. Die Rahmenvereinbarung legt zudem die Maß-stäbe für künftige Preisverhandlungen fest. Nach Ablauf der 12 Monate erhält der Her-steller einen mit Vertretern der GKV verhandelten Preis, welcher jährlich kündbar ist. Es gibt Empfehlungen, die Vergütung am Ausmaß der Evidenz[94] und der Effekte bzw. Wirksamkeit zu orientieren.[95,96,97]

---

[94]   Wild C. et al. (2020), Framework zur Unterstützung von Refundierungsentscheidungen zu digitalen Gesundheitsanwendungen, AIHTA, URL: https://eprints.aihta.at/1279/1/HTA-Projektbericht_Nr.134.pdf

[95]   ÄrzteZeitung (2020), Medica Econ Forum zur DiGA, URL: https://www.aerztezeitung.de/Wirtschaft/Wenn-eine-App-nur-Daten-sammelt-ist-sie-keine-Gesundheitsanwendung-414777.html

[96]   TUB/MiG (2019b), I.DiGA: Wege zu einer besseren Implementierung von digitalen Gesundheitsanwendungen in die Gesundheitsversorgung der GKV, Ergebnispapier Workshop 1 „Digitale Gesundheitsanwendungen: Ansätze für eine Kategorisierung", Punkt 3 „Scoring-Modell", URL: https://www.mig.tu-berlin.de/fileadmin/a38331600/sonstiges/I.DiGA_Workshop1_Ergebnispapier.pdf

[97]   TUB/MiG (2020), I.DiGA: Wege zu einer besseren Implementierung von digitalen Gesundheitsanwendungen in die Gesundheitsversorgung der GKV, Diskussionspapier Workshop 5 „Digitale Gesundheitsanwendungen: Preisbildungs- und Vergütungssystematiken und weitere Anreizstrukturen von DiGA", Punkt 5 „Vergütungs- und Preisbildungssystematiken für DiGA", URL: https://www.mig.tu-berlin.de/fileadmin/a38331600/2019.teaching.ws/2020.lectures/I.DiGA_Diskussionspapier_Workshop_01.04.2020.pdf

6.3   Vorläufige Aufnahme in das DiGA-Verzeichnis

Erfüllt eine DiGA alle Anforderungen gemäß §§ 3-6 DiGAV, es ist jedoch noch keine Studie zum Nachweis von pVE durchgeführt bzw. veröffentlicht, so kann der Hersteller die vorläufige Aufnahme in das DiGA-Verzeichnis beantragen. Die Studie zum Nachweis von pVE muss innerhalb von 12 Monaten durchgeführt und veröffentlicht sein. Vorzulegen sind zudem die Ergebnisse einer systematischen Datenauswertung, aus welchen erkennbar ist, dass die DiGA eine Verbesserung der Versorgung erwarten lässt, einschließlich eines von einer herstellerunabhängigen Institution erstellten Evaluationskonzepts. Während dieser Zeit kann die DiGA verordnet und erstattet werden; der erstattete Preis ist für eine vorläufig gelistete DiGA geringer als für eine endgültig gelistete DiGA. Die Kosten für die Studie sind vom Hersteller zu tragen. Im Anschluss entscheidet das BfArM innerhalb von drei Monaten über den Antrag. Bei negativem Bescheid oder bei nicht rechtzeitiger Einreichung eines Studienergebnisses wird die DiGA aus dem Verzeichnis gelöscht, ein erneuter Antrag auf vorläufige Aufnahme ist dann nicht möglich, ein Antrag auf endgültige Aufnahme erst nach 12 Monaten und Vorlage eines pVE-Nachweises.

6.4   Verlängerung der Erprobungsphase

Die Erprobungsphase kann im Einzelfall um bis zu 12 Monate verlängert werden, sofern abzusehen ist, dass im Rahmen dieser Verlängerung aussagekräftige Daten erhalten werden. Hierzu ist spätestens drei Monate vor Ablauf der Erprobungsphase ein Verlängerungsantrag zu stellen. Diesem ist eine Begründung für die benötigte Verlängerung beizufügen sowie eine Erklärung, warum die beantragte Verlängerung aussagekräftige Daten erwarten lässt.

7   DiGA in anderen Ländern

7.1   Digital Health, Mobile Health

„Digital health connects and empowers people and populations to manage health and wellness, augmented by accessible and supportive provider teams working within flexible, integrated, interoperable and digitally-enabled care environments that strategically leverage digital tools, technologies and services to transform care delivery."[98]

Die Digitalisierung des Gesundheitssystems[99,100,101,102,103,104,105,106,107,108,109] u. a. durch Electronic Health (eHealth) und Mobile Health (mHealth) ist auch in anderen Ländern ein Thema[110,111,112,113], dem in den vergangenen Jahren zunehmend Bedeutung beigemessen wird. In einem Länderbericht der Bertelsmann Stiftung über Digitalisierungsstrategien im internationalen Vergleich[114] belegt Deutschland unter 17 verglichenen Ländern lediglich den vorletzten Platz. Die Spitzengruppe[115] in diesem Vergleich stellen Estland, Kanada, Dänemark, Israel und Spanien dar.

Die Europäische Kommission hat im Jahr 2014 ein „Green Paper on mobile health (mHealth)"[116] veröffentlicht und eine Umfrage zu Mobile Health[117] durchgeführt, um das Potenzial von Mobile Health für Europa zu eruieren mit dem Resultat: „Privacy and security, patient safety, a clear legal framework and better evidence on cost-effectiveness are all required to help mobile Health care (mHealth) flourish in Europe"[118].

[98]   HIMSS (2020), HIMSS Defines Digital Health for the Global Healthcare Industry, URL: https://www.himss.org/news/himss-defines-digital-health-global-healthcare-industry

[99]   Snowdon A. (2020), Digital Health: A Framework for Healthcare Transformation, HIMSS, URL: https://image.emailhimss.org/lib/fe3a117171640479771772/m/1/381f521e-9259-4e99-af92-0a9bc6d37ea5.pdf

[100]   HIH (2020a), Digital Medicine Week 2021, URL: https://dmw.hih-2025.de/

[101]   Digital Medicine Society (DiMe), URL: https://www.dimesociety.org/

[102]   DMEA (2020), Connecting Digital Health, Vortragsarchiv, URL: https://www.dmea.de/About/Mediathek/Vortragsarchiv2019/

[103]   BVITG (2020), Positionspapiere, URL: https://www.bvitg.de/publikationen/positionspapiere/

[104]   BVMed (2020), Digital Health, URL: https://www.bvmed.de/de/versorgung/digitalhealth

[105]   VDE (2020b), Digitale Gesundheitsanwendungen (DiGA): Medizinische Apps auf Rezept, Fachveranstaltung, URL: https://meso.vde.com/de/digitale-gesundheitsanwendungen-diga/

[106]   AOK Nordost (2020), #eHealthCon, URL: https://www.aok.de/kp/nordost/ehealthcon/

[107]   FOM (2019), DigiCare country, Ländliche Regionen im Fokus der Implementierung digitaler gesundheitlicher und pflegerischer Versorgung, URL: https://www.fom.de/forschung/institute/ifgs-institut-fuer-gesundheit-und-soziales/digicare-country.html

[108]   Bertelsmann Stiftung, Roadmap Digitale Gesundheit, URL: https://blog.der-digitale-patient.de/roadmap/

[109]   Health Computing, Digital Health, URL: https://www.healthcare-computing.de/digital_health/

[110]   Kostera T. et al. (2020a), E-Health-Strategie: Warum wir einen integrierten Ansatz für Europa brauchen, URL: https://blog.der-digitale-patient.de/e-health-strategie/

[111]   Kostera T. et al. (2020b), Impulse für eine integrierte europäische E-Health-Strategie: Forschung, Versorgung, digitaler Gesundheitsmarkt, Bertelsmann Stiftung, URL: https://www.bertelsmann-stiftung.de/fileadmin/files/BSt/Publikationen/GrauePublikationen/VV_Impulse_Ehealth.pdf

[112]   Deloitte (2019b), Digital health technology, URL: https://s3-prod.modernhealthcare.com/2019-11/DI_Global-health-technology.pdf

[113]   Med Tech Reimbursement Consulting, mHealth, URL: https://mtrconsult.com/news/mhealth

[114]   Bertelsmann Stiftung, #SmarthHealthSystems: Digitalisierungsstrategien im internationalen Vergleich, URL: https://www.bertelsmann-stiftung.de/de/unsere-projekte/der-digitale-patient/projektthemen/smarthealthsystems/

[115]   Bertelsmann Stiftung (2018), #SmartHealthSystems: Die fünf Länder der Spitzengruppe im Überblick, URL: https://www.bertelsmann-stiftung.de/fileadmin/files/Projekte/Der_digitale_Patient/VV_SHS-Spitzengruppe.pdf

[116]   European Commission (2014), Green Paper on mobile health ("mHealth"), URL: https://ec.europa.eu/digital-single-market/en/news/green-paper-mobile-health-mhealth

[117]   European Commission (2014), mHealth, URL: https://ec.europa.eu/digital-single-market/en/mhealth

[118]   European Commission (2015), mHealth in Europe: Preparing the ground – consultation results published, URL: https://ec.europa.eu/digital-single-market/en/news/mhealth-europe-preparing-ground-consultation-results-published-today

Seither wurden verschiedene Initiativen[119] gestartet wie bspw. Horizon 2020[120,121], um die Entwicklung auf diesem Gebiet voranzutreiben.

Die WHO hat eine „mHealth evidence reporting and assessment (mERA) checklist"[122] entwickelt, um die Entwicklung mHealth-basierter medizinischer Maßnahmen weltweit zu fördern, sowie einen „Privacy Code of Conduct on mobile health apps"[123] veröffentlicht, um das Vertrauen der Nutzer in die mHealth-Anwendungen zu stärken. Um einen Überblick über medizinische Apps (mobile health apps) zu geben und die Verbreitung von mHealth zu unterstützen, hat das Andalusian Regional Ministry of Health zusammen mit der WHO und der Internationalen Fernmeldeunion ITU, gefördert durch Horizon 2020, unter dem Namen „European mHealth Hub"[124] ein Metaverzeichnis über europäische Gesundheits-App-Verzeichnisse erstellt. In den USA führt RANKED Health[125] ein Verzeichnis überprüfter und bewerteter Gesundheits-Apps.

Die internationale DiGA-Entwicklung[126] soll exemplarisch anhand der Situation in Belgien, Frankreich und Großbritannien nachfolgend näher betrachtet werden.

7.2   DiGA in Belgien

Das belgische Gesundheitsministerium zeigt mit einem Portal zur Gesundheit[127] und einem Portal zur Digitalisierung[128] Bestrebungen, das Gesundheitssystem zu digitalisieren. Das belgische Institut national d'assurance maladie-invalidité (INAMI)[129] hat im Jahr 2015 als Teil von Aktionspunkt 19[130] des „eHealth 2015-2018 action plan"[131] (welcher einen Rahmen für die Integration von mHealth-Anwendungen in das belgische Gesundheitssystem schafft unter Berücksichtigung qualitativer, rechtlicher, finanzieller und organisatorischer Aspekte) zusammen mit FPS Public Health[132], der Agence fédérale des médicaments et des produits de santé (AFMPS) und der belgischen eHealth-

---

[119]   European Commission (2016), Current initiatives to unlock the potential of mobile health in Europe, URL: https://ec.europa.eu/digital-single-market/en/news/current-initiatives-unlock-potential-mobile-health-europe
[120]   European Commission, Horizon 2020, URL: https://ec.europa.eu/programmes/horizon2020/
[121]   WHO, EU mHealth Hub Project – Horizon 2020, URL: https://www.who.int/ncds/prevention/be-healthy-be-mobile/hubs/en/
[122]   Agarwal S. et al. (2016), Guidelines for reporting of health interventions using mobile phones: mobile health (mHealth) evidence reporting and assessment (mERA) checklist, BMJ. 2016;352:i1174, URL: https://www.bmj.com/content/352/bmj.i1174
[123]   European Commission (2020), Privacy Code of Conduct on mobile health apps, URL: https://ec.europa.eu/digital-single-market/en/privacy-code-conduct-mobile-health-apps
[124]   WHO-ITU, European mHealth Hub, URL: https://mhealth-hub.org/health-apps-repositories-in-europe
[125]   http://www.rankedhealth.com/
[126]   HIH (2020b), International DiGA Summit, URL: https://hih-2025.de/international-diga-summit-summary-video-docs-next-steps/
[127]   https://www.mijngezondheid.belgie.be/
[128]   http://digitalbelgium.be/
[129]   https://www.inami.fgov.be/
[130]   INAMI (2015), action point 19, URL: https://www.riziv.fgov.be/SiteCollectionDocuments/actiepunt19_point_action19.pdf
[131]   http://www.plan-esante.be/
[132]   https://www.health.belgium.be/

Plattform[133] ein Projekt[134] durchgeführt, bei welchem anhand von 24 Pilotprojekten[135] diese Integration evaluiert werden sollte. Basierend auf den Resultaten wurde ein 3-stufiges System[136] initiiert, um DiGA zu validieren. Stufe 1 (M1) determiniert die Grundkriterien einer App: CE-Kennzeichnung als Medizinprodukt[137], Meldung an die Federal Agency for Medicines and Health Products (FAMHP)[138] zur Überprüfung der Konformität mit den Vorgaben, Erklärung über die Einhaltung der Datenschutzvorschriften gemäß Verordnung EU 2016/679 der EU General Data Protection Regulation (GDPR)[139]. Stufe 2 (M2) beinhaltet die Basiskriterien von Stufe 1 und umfasst die Interoperabilität und Konnektivität mit anderen digitalen Gesundheitsdiensten wie den Basisdiensten der belgischen eHealth-Plattform; die App ist einer von einer unabhängigen Organisation entwickelten und in mHealthBelgium[140,141] enthaltenen Risikobewertung zu unterziehen, um zu belegen, dass alle zutreffenden Kriterien hinsichtlich Authentifizierung, Sicherheit und Nutzung lokaler E-Health-Dienste erfüllt werden. Basisdienste der e-Health-Plattform sind u. a. Authentifizierung, Identifizierung, therapeutische Beziehung oder Sicherheit. Stufe 3 (M3) ist Apps vorbehalten, deren klinischer und/oder sozioökonomischer Mehrwert (z. B: „deliver healthcare remotely, […] increase life expectancy, prevent disease, increase quality of life, prolong the amount of time that elderly can live in their own homes, decrease hospitalisation rates, and even lower healthcare costs"[142]) nachgewiesen wurde und die nach Genehmigung des Finanzierungsantrags durch das National Institute for Health and Disability Insurance (NIHDI)[143] finanziert werden.

Diese Finanzierung kann auf dem nachgewiesenen klinischen und gesundheitsökonomischen Nutzen beruhen, aber auch auf der Anerkennung innovativer Technologien, die eine vorübergehende Finanzierung rechtfertigen, um Daten für die Evaluation zu sammeln. mHealth-Anwendungen können außer durch das NIHDI aber auch durch Krankenhäuser, Patienten und im Gesundheitsbereich Tätige finanziert werden und Krankenkassen können die Nutzung der Apps unterstützen. [144,145]

---

133   https://www.ehealth.fgov.be/
134   INAMI (2018), Mobile Health dans le cadre du Plan d'actions e-santé: Projets pilotes, URL: https://www.riziv.fgov.be/fr/themes/qualite-soins/e-sante/Pages/mobile-health.aspx
135   INAMI (2016), Brève description des 24 projets retenus, URL: https://www.riziv.fgov.be/SiteCollectionDocuments/mobile_health_esante_24projets.pdf
136   mHealthBelgium, Validation pyramid, URL: https://mhealthbelgium.be/validation-pyramid
137   FAMHP, Classification, URL: https://www.famhp.be/en/human_use/health_products/medical_devices_accessories/generalities/classification
138   https://www.famhp.be/
139   https://gdpr.eu/
140   http://www.mhealthbelgium.be/
141   https://www.ehealth.fgov.be/ehealthplatform/fr/mhealthbelgium
142   Mutebi I. et al. (2018), Perceptions on mobile health in the primary healthcare setting in Belgium, Mhealth. 2018 Sep 30;4:44, URL: http://mhealth.amegroups.com/article/view/21627/21161
143   https://www.riziv.fgov.be/
144   The MedTech Week (2019), Reimbursement of Digital Health Solutions: Belgium, URL: https://assets.medtechweek.eu/Hot-Topics-2019-documents/Digital-Health-Reimbursement-BEL.pdf
145   beMedTech (2020), Duidelijk financieringskader nodig voor doorbraak medische apps in België, URL: https://www.bemedtech.be/nl/actueel/persberichten/duidelijk-financieringskader-mhealth-1

7.3   DiGA in Frankreich

Im Jahr 2015 wurde l'Alliance eHealth France[146] gegründet, im Jahr 2016 die „Stratégie nationale e-santé 2020"[147] präsentiert, im Jahr 2017 wurden die Programme „e-parcours" und „e-Hôp 2.0" angekündigt[148] und Le comité stratégique du numérique en santé (CSNS)[149] ins Leben gerufen.

Laut einer Publikation[150] aus dem Jahr 2015 betragen Frankreichs Kosten für Health-IT 2-3 Mrd. Euro, 80-140 Mio. Euro Ausgaben für Telemedizin mit einem geschätzten jährlichen Wachstum von 15-30%; es gibt über 500 verschiedenen Health-IT-Lösungen.

Im Jahr 2016 veröffentlichte die Haute Autorité de santé (HAS) die „Good practice guidelines on health apps and smart devices (mobile health or mhealth)"[151], um Herstellern und Bewertern (Bewertungsstellen, Verbraucherverbände oder medizinische Fachorganisationen) eine Hilfestellung zu bieten. Als Anwendungsgebiet von mHealth sieht man chronische Erkrankungen und Prävention. Die Leitline umfasst die folgenden Kategorien: Informing Users, Health Content, Technical Content, Security/Reliability, Usability/Use. Zwei Themenbereiche, die mit der Thematik untrennbar verbunden sind, sind Schutz der Privatsphäre und Cybersicherheit, zu welchen die Agence nationale de la sécurité des systèmes d'information (ANSSI)[152] und die Commission Nationale de l'Informatique et des Libertés (CNIL)[153] Beiträge beigesteuert haben. Apps und Smart Devices, die als Medizinprodukte betrachtet werden können, unterliegen den entsprechenden Rechtsvorschriften.

Zu mHealth zählen neben Gesundheits-Apps auch mobile Geräte (Connected Health Devices (CHDs) bzw. Connected Medical Devices (CMDs))[154,155,156], welche sich ggf.

[146]   http://ehealthfrance.com/
[147]   Ministère des Solidarités et de la Santé (2016), Stratégie nationale e-santé 2020, URL: https://solidarites-sante.gouv.fr/IMG/pdf/strategie_e-sante_2020.pdf
[148]   Ministère des Solidarités et de la Santé (2017), 550 millions d'euros investis sur 5 ans pour accompagner les établissements de santé dans le virage numérique, URL: https://solidarites-sante.gouv.fr/archives/archives-presse/archives-communiques-de-presse/article/550-millions-d-euros-investis-sur-5-ans-pour-accompagner-les-etablissements-de
[149]   Syntec Numérique (2017), L'alliance eHEALTH france salue la mise en place du comité stratégique du numérique en santé, URL: https://syntec-numerique.fr/actu-informatique/comite-strategique-numerique-sante
[150]   Cirre P. (2015), e-Health: strategy and ongoing programs, Ministère des affaires sociales et de la santé, Seite 3, URL: https://ec.europa.eu/health/sites/health/files/ehealth/docs/ev_20151123_co06_en.pdf
[151]   HAS (2016a), Good practice guidelines on health apps and smart devices (mobile health or mhealth), URL: https://www.has-sante.fr/jcms/c_2681915/en/good-practice-guidelines-on-health-apps-and-smart-devices-mobile-health-or-mhealth
[152]   https://www.ssi.gouv.fr/
[153]   https://www.cnil.fr/
[154]   El Amrani L. et al. (2017), Connected Health Devices for Health Care in French General Medicine Practice: Cross-Sectional Study, JMIR Mhealth Uhealth. 2017 Dec 21;5(12):e193, URL: https://www.ncbi.nlm.nih.gov/pmc/articles/PMC5754567/
[155]   HAS (2019a), Assessment principles established by the Medical Device and Health Technology Evaluation Committee (CNEDiMTS) to determine the reimbursement eligibility of medical devices for individual use, URL: https://www.has-sante.fr/upload/docs/application/pdf/2019-11/assessment_principles_established_by_cnedimts.pdf
[156]   WHO (2011), mHealth: New horizons for health through mobile technologies, URL: https://apps.who.int/iris/bitstream/handle/10665/44607/9789241564250_eng.pdf

in Verbindung mit Gesundheits-Apps einsetzen lassen. Aufsichtsbehörde für Medical Devices ist die Agence nationale de sécurité du médicament et des produits de santé (ANSM)[157].

Gesundheits-Apps werden in Frankreich als Medizinprodukte[158] angesehen und müssen als solche die diesbezüglichen gesetzlichen Vorgaben erfüllen sowie die Vorgaben des Datenschutzes. Sie sind CE-gekennzeichnet, für die individuelle Verwendung durch den Patienten vorgesehen und werden unter Einreichung von Prüf- und Eigenschaftsnachweisen, um eine Marktzulassung zu erhalten und erstattet werden zu können, bei der Commission nationale d'évaluation des dispositifs médicaux et des technologies de santé (CNEDiMTS)[159] angemeldet und von ihr bewertet[160,161]. Die Anwendung muss einen Nutzen bringen hinsichtlich „mortality, morbidity, disability compensation, reductions of adverse effects, validated substitution criteria"[162] sowie einen therapeutischen, diagnostischen oder Invalidität kompensierenden Effekt aufweisen,[163] zu belegen mittels Fall-Kontroll-Studie und systematischer Literaturrecherche[164], ggf. wird zudem ein wirtschaftliches Gutachten gefordert.[165] Der Zusatznutzen (Clinical Added Value (CAV)) muss größer sein als der von bereits vorhandenen Anwendungen, er wird eingeteilt in (I) Major-CAV, (II) signifikant, (III) moderat, (IV) gering, (V) keine Verbesserung, und ist ein wichtiges Kriterium bei der Festlegung der Erstattungshöhe.[163]

Das wichtigste Erstattungsinstrument für Gesundheitsanwendungen stellt die „Liste des Produits et Prestations Remboursables" (LPPR)[166] dar, der Antragsvorgang ist vergleichbar mit dem für implantierbare Geräte, invasive nicht implantierbare Geräte und medizinische Hilfsmittel. Die Veröffentlichung von akkreditierten Gesundheits-Apps erfolgt durch Haute Authorité des Santé[167] und Légifrance[168].

---

[157]   https://ansm.sante.fr/
[158]   HAS (2009), Medical device assessment in France, URL: https://www.has-sante.fr/upload/docs/application/pdf/2010-03/guide_dm_gb_050310.pdf
[159]   HAS (2019b), Commission nationale d'évaluation des dispositifs médicaux et des technologies de santé, URL: https://www.has-sante.fr/jcms/c_419486/fr/commission-nationale-d-evaluation-des-dispositifs-medicaux-et-des-technologies-de-sante
[160]   Medical Device and Health Technology Evaluation Committee (CNEDiMTS), URL: https://www.has-sante.fr/jcms/c_2036238/en/medical-device-and-health-technology-evaluation-committee-cnedimts
[161]   Huot L. et al. (2012), Medical device assessment: scientific evidence examined by the French national agency for health – a descriptive study, BMC Public Health. 2012;2:585, URL: https://www.ncbi.nlm.nih.gov/pmc/articles/PMC3490794/
[162]   HAS (2020), LPPR: Dossier submission to the Medical Device and Health Technology Evaluation Committee, Seite 32, URL: https://www.has-sante.fr/plugins/ModuleXitiKLEE/types/FileDocument/doXiti.jsp?id=c_2964238
[163]   HAS (2020), LPPR: Dossier submission to the Medical Device and Health Technology Evaluation Committee, Seite 26, URL: https://www.has-sante.fr/plugins/ModuleXitiKLEE/types/FileDocument/doXiti.jsp?id=c_2964238
[164]   HAS (2020), LPPR: Dossier submission to the Medical Device and Health Technology Evaluation Committee, Seite 23-25 und 28-30, URL: https://www.has-sante.fr/plugins/ModuleXitiKLEE/types/FileDocument/doXiti.jsp?id=c_2964238
[165]   HAS (2019c), Déposer une demande de rencontre pré-dépôt avec le SEESP, URL: https://www.has-sante.fr/jcms/c_1627022/fr/depot-d-un-dossier-en-vue-d-un-avis-d-efficience
[166]   L'Assurance Maladie (2020), La liste des produits et prestations – LPP, URL: https://www.ameli.fr/medecin/exercice-liberal/remuneration/nomenclatures-codage/liste-produits-prestations-lpp
[167]   https://www.has-sante.fr/
[168]   https://www.legifrance.gouv.fr/

7.4 DiGA in Großbritannien

Die digitale Transformation des Gesundheitssystems schreitet auch in Großbritannien voran.[169] Im Jahr 2013 hat der britische National Health Service (NHS) 15 „Academic Health Science Networks (AHSNs)"[170,171] gegründet, um Innovationen im Gesundheitssystem zu fördern. Im Jahr 2015 lancierte der medizinische Direktor des NHS das „NHS Innovation Accelerator programme (NIA)"[172], um Healthcare-Pionieren eine Möglichkeit zu geben, ihre Innovationen einzubringen und Patienten auf diese Weise einen Zugang zu den neuesten Technologien zu verschaffen.[173] Im Jahr 2016 kündigte der Chef des NHS eine neue Fast-Track-Finanzierung an, damit Patienten Behandlungsinnovationen schneller erhalten.[174,175] Neben medizintechnischen Geräten umfasst dies Gesundheits-Apps für verschiedene Erkrankungen. Eine neu eingeführte Tarifkategorie für Innovation und Technologie soll eine automatische Erstattung garantieren.

Im Jahr 2013 startete der NHS das Verzeichnis NHS Apps Library[176], in welchem alle Gesundheits-Apps, die anhand nationaler Standards des NHSX Digital Health Technology[177] bewertet[178] wurden bezüglich klinischer Sicherheit, Datenschutz, technischer Sicherheit, Interoperabilität sowie Benutzerfreundlichkeit und Zugänglichkeit, und die nachweislich sicher sind, gelistet werden. Über eine etwaige Erstattungsfähigkeit entscheiden die Clinical Commissioning Groups (CCGs) im Einzelfall. Nachdem im Jahr 2015 Qualitätsdefizite bekannt geworden waren,[179] hat man das App-Verzeichnis zunächst bis zum Jahr 2017 eingestellt und im Jahr 2018 eine Kooperation mit dem Unternehmen Our Mobile Health[180] geschlossen, welches seither die Gesundheits-Apps testet und bewertet,[181] basierend auf einem Fragebogen zur Selbsteinschätzung durch den Hersteller bezüglich der o. g. Kriterien und anschließender Prüfung durch Experten.[182] Die Prüfer müssen ein Verschwiegenheitsabkommen unterzeichnen.

---

[169] Deloitte (2019a), Closing the digital gap, URL: https://www2.deloitte.com/content/dam/Deloitte/uk/Documents/life-sciences-health-care/deloitte-uk-life-sciences-health-care-closing-the-digital-gap.pdf

[170] NHS, Academic Health Science Networks, URL: https://www.england.nhs.uk/ourwork/part-rel/ahsn/

[171] The AHSN Network, URL: https://www.ahsnnetwork.com/

[172] NHS Innovation Accelerator, URL: https://nhsaccelerator.com/

[173] NHS (2015), NHS England's Medical Director launches search for pioneering healthcare innovators, URL: https://www.england.nhs.uk/2015/01/nia/

[174] NHS (2016), NHS Chief launches new fast track funding so NHS patients get treatment innovations faster, URL: https://www.england.nhs.uk/2016/06/treatment-innovations/

[175] The Telegraph (2016), Digital technology could help 'save the NHS' from financial meltdown, URL: https://www.telegraph.co.uk/news/2016/06/16/digital-technology-could-help-save-the-nhs-from-financial-meltdo/

[176] NHS, NHS Apps Library, URL: https://www.nhs.uk/apps-library/

[177] NHSX, URL: https://www.nhsx.nhs.uk/

[178] NHSX, Digital Technology Assessment Criteria, URL: https://www.nhsx.nhs.uk/key-tools-and-info/designing-and-building-products-and-services/

[179] Wicks P. et al. (2015), 'Trust but verify' – five approaches to ensure safe medical apps, BMC Med. 2015;13,205, URL: https://bmcmedicine.biomedcentral.com/articles/10.1186/s12916-015-0451-z

[180] https://www.ourmobilehealth.com/

[181] Wicklund E. (2019), UK's NHS Moves to Fast-Track mHealth App Validation Process, mHealthIntelligence, URL: https://mhealthintelligence.com/news/uks-nhs-moves-to-fast-track-mhealth-app-validation-process

[182] Our Mobile Health (2019), Rigorous App Assessment and Review Process, URL: https://www.ourmobilehealth.com/our-process.html

NHS Digital (vormals Health and Social Care Information Centre) hat einen Developer hub[183] eingerichtet, um Hersteller digitaler Gesundheitsanwendungen mit den benötigten Informationen zu versorgen, sowie eine Solution Assurance[184]. Das National Institute of Health and Care Excellence (NICE) hat im Jahr 2019 das „Evidence standards framework for digital health technologies (DHTs)"[185] veröffentlicht, welches sicherstellen soll, dass neue DHTs klinisch wirksam sind mit hohem Evidenzniveau, aber auch ökonomisch sinnvoll sind. Das NICE bietet darüber hinaus mit dem „Medical Technologies Evaluation Programme (MTEP)"[186] weitere Hilfestellungen.

Gesundheits-Apps müssen, wenn sie als Medizinprodukt[187] vertrieben werden sollen, eine Implementierung der Standards DCB0129[188] und DCB0160[189] für klinisches Risikomanagement[190] aufweisen sowie CE-gekennzeichnet und MDR-konform sein. Sie werden nach ihrer Klassifizierung in verschiedene Stufen des klinischen Effekts eingeteilt: Stufe 1 System service, Stufe 2 Inform / Simple monitoring / Communicate, Stufe 3a Preventative behaviour change / Self-manage, Stufe 3b Treat / Active monitoring / Calculate / Diagnose. Jede Stufe beinhaltet auch die darunter gelegenen Stufen. Entsprechend dem Evidenzstandard sind für Stufe 2 Nutzung und Nutzen anhand fortlaufender Datenakquise zu belegen, für Stufe 3a müssen Therapieeffekte und ggf. Verhaltensänderung belegt werden, für Stufe 3b Therapieeffekte.[191] Die klinischen Effekte sind für Stufe 3a und 3b durch Interventionsstudien mit Vergleichsgruppe nachzuweisen. Zudem ist der Nachweis der wirtschaftlichen Auswirkungen im Verhältnis zum finanziellen Risiko zu erbringen.[192] Mögliche Ziele der App: „improvements in patients outcomes or experience, generation of new knowledge of capabilities, generation of a firmer evidence base or reduction in uncertainty, efficiency improvements"[193].

---

[183]   NHS Digital, Developer hub, URL: https://digital.nhs.uk/developer/
[184]   NHS Digital (2020b), Solution Assurance, URL: https://digital.nhs.uk/services/solution-assurance
[185]   NICE (2019), Evidence standards framework for digital health technologies, URL: https://www.nice.org.uk/about/what-we-do/our-programmes/evidence-standards-framework-for-digital-health-technologies
[186]   NICE, Medical Technologies Evaluation Programme, URL: https://www.nice.org.uk/about/what-we-do/our-programmes/nice-guidance/nice-medical-technologies-evaluation-programme
[187]   MHRA (2020), Guidance: Medical device stand-alone software including apps (including IVDMDs), URL: https://assets.publishing.service.gov.uk/government/uploads/system/uploads/attachment_data/file/890025/Software_flow_chart_Ed_1-06_FINAL.pdf
[188]   NHS (2018a), DCB0129: Clinical Risk Management: its Application in the Manufacture of Health IT Systems, URL: https://digital.nhs.uk/data-and-information/information-standards/information-standards-and-data-collections-including-extractions/publications-and-notifications/standards-and-collections/dcb0129-clinical-risk-management-its-application-in-the-manufacture-of-health-it-systems
[189]   NHS (2018b), DCB0160: Clinical Risk Management: its Application in the Deployment and Use of Health IT Systems, URL: https://digital.nhs.uk/data-and-information/information-standards/information-standards-and-data-collections-including-extractions/publications-and-notifications/standards-and-collections/dcb0160-clinical-risk-management-its-application-in-the-deployment-and-use-of-health-it-systems
[190]   NHS Digital (2020a), Clinical Safety documentation, URL: https://digital.nhs.uk/services/clinical-safety/documentation
[191]   NICE (2019b), Medical Technologies Evaluation Programme, URL: https://www.nice.org.uk/Media/Default/About/what-we-do/our-programmes/evidence-standards-framework/digital-evidence-standards-framework.pdf
[192]   NICE (2019b), Medical Technologies Evaluation Programme, Seite 23-32, URL: https://www.nice.org.uk/Media/Default/About/what-we-do/our-programmes/evidence-standards-framework/digital-evidence-standards-framework.pdf
[193]   NHSX, Section B of the Digital Technology Assessment Criteria (DTAC): Value proposition, URL: https://www.nhsx.nhs.uk/key-tools-and-info/designing-and-building-products-and-services/value-proposition-non-assessed-section/

8 Schlussbetrachtung

Als Teil der zunehmenden Digitalisierung des Gesundheitssystems sind digitale Gesundheitsanwendungen in Deutschland und vielen anderen Ländern ein aktuelles Thema mit großem Innovationspotenzial. Aufgrund der gesetzlichen Vorgaben mit hohen Anforderungen an Qualität, Sicherheit und Datenschutz stellt die Umsetzung eine Herausforderung für die Hersteller dar; die durch DiGAV, MDR, BSI, BDSG und DSGVO gemachten Vorgaben sind einzuhalten. Die Produkte bleiben auf die Risikoklassen I und IIa beschränkt. Für den Nachweis positiver Versorgungseffekte durch Studien stehen maximal 24 Monate zur Verfügung. Neue Produkte müssen besser sein als bestehende Produkte und einen Zusatznutzen bringen. Für die Umsetzung des technischen Teils können die Hersteller auf gut dokumentierte Standards zurückgreifen, was die Kompatibilität erhöht, interoperable Schnittstellen können ggf. selbst definiert werden, sofern sie veröffentlicht werden, und für die medizinische Evaluation stehen Empfehlungen zu diversen Studiendesigns zur Verfügung. Da nur DiGA mit nachgewiesenem Nutzen verschreibungs- und erstattungsfähig sind, kommen nur wirksame DiGA in den Verkehr.

Belgien, Frankreich und Großbritannien machen vergleichbare Vorgaben für die technische Umsetzung und die medizinische Validität. MDR-Konformität und CE-Kennzeichnung sind hier ebenso Voraussetzung wie die Einhaltung von Datenschutz und Sicherheitsstandards und der adäquate Nachweis eines medizinischen Nutzens, welcher seinerseits relevant für die Erstattungshöhe ist. Während in Deutschland etwaige durch DiGA-Verwendung entstehende Vorteile für medizinisches Personal oder ökonomische Vorteile explizit keine Kriterien für pVE darstellen, spielt der gesundheitsökonomische Aspekt in Belgien und Frankreich eine Rolle und in Großbritannien wird eine Kosten-Nutzen-Rechnung verlangt. Wie Deutschland haben auch Belgien und Großbritannien ein Verzeichnis eingerichtet, in welchem zugelassene Gesundheits-Apps aufgeführt sind.

Derzeit befindet sich der Markt für Gesundheits-Apps noch in einem relativ frühen Stadium. Es wird sich in den kommenden Jahren zeigen, ob DiGA von Patienten künftig genauso selbstverständlich angenommen und eingesetzt werden wie andere medizinische Produkte, und ob sich der Sektor positiv entwickelt oder ob evtl. zu strenge Regularien sich als Innovationsbremse[194] herausstellen werden.

---

[194] Schmitz P. (2020), Innovationsbremse Datenschutz? URL: https://www.security-insider.de/innovationsbremse-datenschutz-a-968970/

Literaturverzeichnis

Das Veröffentlichungsjahr ist nicht bei allen internetbasierten Quellen ersichtlich. Bei PDF-Dateien ist im Fall einer fehlenden Angabe des Veröffentlichungsjahres ersatzweise das Erstellungsjahr der Datei angegeben.

Die URLs wurden am 21.12.2020 auf ihre Gültigkeit überprüft. Da das Internet dynamischen Veränderungen unterworfen ist, können einzelne Quellen künftig evtl. nicht mehr erreichbar sein. In diesen Fällen können Internet Archive WaybackMachine und Google Cache womöglich Hilfe bieten:

https://archive.org/web/

https://support.google.com/websearch/answer/1687222?hl=de

Agarwal S. et al. (2016)
  Guidelines for reporting of health interventions using mobile phones: mobile health (mHealth) evidence reporting and assessment (mERA) checklist, BMJ. 2016;352:i1174, URL: https://www.bmj.com/content/352/bmj.i1174

AHCPR (1992)
  Acute Pain Management: Operative or Medical Procedures and Trauma, Clinical Practice Guidelines, No. 1, URL: https://www.ncbi.nlm.nih.gov/books/NBK52152/

APA (o. J.)
  The App Evaluation Model, URL: https://www.psychiatry.org/psychiatrists/practice/mental-health-apps/the-app-evaluation-model

ÄrzteZeitung (2020)
  Medica Econ Forum zur DiGA, URL: https://www.aerztezeitung.de/Wirtschaft/Wenn-eine-App-nur-Daten-sammelt-ist-sie-keine-Gesundheitsanwendung-414777.html

AWMF (o. J.)
  AWMF-Regelwerk Leitlinien: Formulierung von klinisch relevanten Frage-stellungen, URL: https://www.awmf.org/leitlinien/awmf-regelwerk/ll-entwicklung/awmf-regelwerk-01-planung-und-organisation/po-formulierung-fragestellungen.html

Baumel A. et al. (2017)
  Enlight: A Comprehensive Quality and Therapeutic Potential Evaluation Tool for Mobile and Web-Based eHealth Interventions, J Med Internet Res. 2017;19(3):e82, URL: https://www.jmir.org/2017/3/e82/

Belgien (o. J.)
  mHealthBelgium, URL: https://www.ehealth.fgov.be/ehealthplatform/fr/mhealthbelgium

beMedTech (2020)
  Duidelijk financieringskader nodig voor doorbraak medische apps in België, URL: https://www.bemedtech.be/nl/actueel/persberichten/duidelijk-financieringskader-mhealth-1

Bertelsmann Stiftung (2018)
  #SmartHealthSystems: Die fünf Länder der Spitzengruppe im Überblick, URL: https://www.bertelsmann-stiftung.de/fileadmin/files/Projekte/Der_digitale_Patient/VV_SHS-Spitzengruppe.pdf

Bertelsmann Stiftung (2020)

    Studienbericht AppQ: Gütekriterien-Kernset für mehr Qualitätstransparenz bei digitalen Gesundheitsanwendungen, Seite 15, URL: https://www.bertelsmann-stiftung.de/fileadmin/files/BSt/Publikationen/GrauePublikationen/Studienbericht_AppQ_1.1_200615.pdf

Bertelsmann Stiftung (2019)

    Studienbericht AppQ: Gütekriterien-Kernset für mehr Qualitätstransparenz bei digitalen Gesundheitsanwendungen, Seite 60-61, URL: https://www.bertelsmann-stiftung.de/fileadmin/files/BSt/Publikationen/GrauePublikationen/Studienbericht_AppQ_191028.pdf

BfArM (o. J.)

    DiGA-Verzeichnis: Informationen für Leistungserbringer, URL: https://diga.bfarm.de/de/leistungserbringer

BfArM (o. J.)

    Digitale Gesundheitsanwendungen (DiGA), URL: https://www.bfarm.de/DE/Medizinprodukte/DVG/_node.html

BfArM (o. J.)

    Orientierungshilfe Medical Apps, URL: https://www.bfarm.de/DE/Medizinprodukte/Abgrenzung/MedicalApps/_node.html

BfArM (2020a)

    Das Fast Track Verfahren für digitale Gesundheitsanwendungen (DiGA) nach § 139e SGB V, Punkt 2.1, URL: https://www.bfarm.de/SharedDocs/Downloads/DE/Service/Beratungsverfahren/DiGA-Leitfaden.pdf?__blob=publicationFile

BfArM (2020a)

    Das Fast Track Verfahren für digitale Gesundheitsanwendungen (DiGA) nach § 139e SGB V, Punkt 2.1.1, URL: https://www.bfarm.de/SharedDocs/Downloads/DE/Service/Beratungsverfahren/DiGA-Leitfaden.pdf?__blob=publicationFile

BfArM (2020a)

    Das Fast Track Verfahren für digitale Gesundheitsanwendungen (DiGA) nach § 139e SGB V, Punkt 2.1.2, URL: https://www.bfarm.de/SharedDocs/Downloads/DE/Service/Beratungsverfahren/DiGA-Leitfaden.pdf?__blob=publicationFile

BfArM (2020a)

    Das Fast Track Verfahren für digitale Gesundheitsanwendungen (DiGA) nach § 139e SGB V, Punkt 2.1.3, URL: https://www.bfarm.de/SharedDocs/Downloads/DE/Service/Beratungsverfahren/DiGA-Leitfaden.pdf?__blob=publicationFile

BfArM (2020a)

    Das Fast Track Verfahren für digitale Gesundheitsanwendungen (DiGA) nach § 139e SGB V, Punkt 2.1.4, URL: https://www.bfarm.de/SharedDocs/Downloads/DE/Service/Beratungsverfahren/DiGA-Leitfaden.pdf?__blob=publicationFile

BfArM (2020a)

    Das Fast Track Verfahren für digitale Gesundheitsanwendungen (DiGA) nach § 139e SGB V, Punkt 2.2.3, URL: https://www.bfarm.de/SharedDocs/Downloads/DE/Service/Beratungsverfahren/DiGA-Leitfaden.pdf?__blob=publicationFile

BfArM (2020b)

    Die Ausfüllhilfe zum Antragsportal zur Aufnahme in das DiGA-Verzeichnis nach § 139e SGB V: Eine Hilfestellung für Antragsteller, URL: https://www.bfarm.de/SharedDocs/Downloads/DE/Service/Beratungsverfahren/DiGA-Ausfüllhilfe.pdf?__blob=publicationFile

BMG (2020a)

    DiGAV Anlage 1, Fragebogen gemäß § 4 Absatz 6, URL: https://www.gesetze-im-internet.de/digav/anlage_1.html

BMG (2020a)
        DiGAV Anlage 1, Fragebogen gemäß § 4 Absatz 6, Datensicherheit, Nr. 33-34,
        URL: https://www.gesetze-im-internet.de/digav/anlage_1.html
BMG (2020b)
        DiGAV Anlage 2, URL: http://www.gesetze-im-internet.de/digav/anlage_2.html
BMG (2020c)
        Referentenentwurf „Digitale-Gesundheitsanwendungen-Verordnung – DiGAV"
        (Verordnung über das Verfahren und die Anforderungen der Prüfung der
        Erstattungsfähigkeit digitaler Gesundheitsanwendungen in der gesetzlichen
        Krankenversicherung) vom 09.04.2020, Abschnitte „Zu Abschnitt 1 § 2 Absatz 1
        Nummer 21", URL: https://www.bundesgesundheitsministerium.de/fileadmin/
        Dateien/3_Downloads/Gesetze_und_Verordnungen/GuV/D/DiGAV_RefE.pdf
BMG (2020c)
        Referentenentwurf „Digitale-Gesundheitsanwendungen-Verordnung – DiGAV"
        (Verordnung über das Verfahren und die Anforderungen der Prüfung der
        Erstattungsfähigkeit digitaler Gesundheitsanwendungen in der gesetzlichen
        Krankenversicherung) vom 09.04.2020, Abschnitte „Zu Abschnitt 3 § 8 Absatz 3
        Nummer 7", URL: https://www.bundesgesundheitsministerium.de/fileadmin/
        Dateien/3_Downloads/Gesetze_und_Verordnungen/GuV/D/DiGAV_RefE.pdf
BMG (2020c)
        Referentenentwurf „Digitale-Gesundheitsanwendungen-Verordnung – DiGAV"
        (Verordnung über das Verfahren und die Anforderungen der Prüfung der
        Erstattungsfähigkeit digitaler Gesundheitsanwendungen in der gesetzlichen
        Krankenversicherung) vom 09.04.2020, Seite 2, URL:
        https://www.bundesgesundheitsministerium.de/fileadmin/Dateien/3_Downloads/
        Gesetze_und_Verordnungen/GuV/D/DiGAV_RefE.pdf
BMG (2020d)
        Verordnung über das Verfahren und die Anforderungen zur Prüfung der
        Erstattungsfähigkeit digitaler Gesundheitsanwendungen in der gesetzlichen
        Krankenversicherung (Digitale Gesundheitsanwendungen-Verordnung –
        DiGAV), URL: https://www.gesetze-im-internet.de/digav/BJNR076800020.html
Boeker M. (2014)
        Einführung in die strukturierte Literaturrecherche, Seite 27-34, URL:
        https://www.cochrane.de/lit_vortrag_einführung_literaturrecherche
BSI (2017)
        BSI-Standard 200-1, Seite 11, URL: https://www.bsi.bund.de/SharedDocs/
        Downloads/DE/BSI/Grundschutz/BSI_Standards/standard_200_1.html
BSI (2017)
        BSI-Standard 200-2, Seite 107, URL: https://www.bsi.bund.de/SharedDocs/
        Downloads/DE/BSI/Grundschutz/BSI_Standards/standard_200_2.html
BVITG (2020)
        Positionspapiere, URL: https://www.bvitg.de/publikationen/positionspapiere/
BVMed (2019)
        Stellungnahme zum Gesetzesentwurf der Bundesregierung für bessere Ver-
        sorgung durch Digitalisierung und Innovation (Digitale Versorgung-Gesetz –
        DVG), URL: https://www.bvmed.de/download/bvmed-stellungnahme-zum-
        gesetzesentwurf-der-bundesregierung-fuer-bessere-versorgung-durch-
        digitalisierung-und-innovation-digitale-versorgung-gesetz

Cirre P. (2015)
    e-Health: strategy and ongoing programs, Ministère des affaires sociales et de la
    santé, Seite 3, URL: https://ec.europa.eu/health/sites/health/files/ehealth/docs/
    ev_20151123_co06_en.pdf

Collins L.M. et al. (2007)
    The Multiphase Optimization Strategy (MOST) and the Sequential Multiple
    Assignment Randomized Trial (SMART): New Methods for More Potent eHealth
    Interventions, Am J Prev Med. 2007 May;32(5 Suppl):S112-S118, URL:
    https://www.ncbi.nlm.nih.gov/pmc/articles/PMC2062525/

Deloitte (2019a)
    Closing the digital gap, URL: https://www2.deloitte.com/content/dam/Deloitte/uk/
    Documents/life-sciences-health-care/deloitte-uk-life-sciences-health-care-closing-
    the-digital-gap.pdf

Deloitte (2019b)
    Digital health technology, URL: https://s3-prod.modernhealthcare.com/2019-11/
    DI_Global-health-technology.pdf

Deutsches Netzwerk Evidenzbasierte Medizin (o. J.)
    Klassifikation klinischer Studien, URL: https://www.ebm-netzwerk.de/de/
    service-ressourcen/ebm-basics/arbeitsmaterialien

DGPPN (2020)
    Stellungnahme zum Referentenentwurf der DiGAV, URL: https://www.dgppn.de/
    presse/stellungnahmen/stellungnahmen-2020/digav.html

DPGS (2019)
    Kritik am DVG: Wirtschaftsförderung statt Gesundheitsförderung setzt Vertrauen
    der Patientinnen und Patienten aufs Spiel, URL: https://www.dgps.de/index.php?
    id=143&tx_ttnews%5Btt_news%5D=1942&cHash=642fba835ec6985c7f9b7ab69
    26b5ae8

El Amrani L. et al. (2017)
    Connected Health Devices for Health Care in French General Medicine Practice:
    Cross-Sectional Study, JMIR Mhealth Uhealth. 2017 Dec 21;5(12):e193, URL:
    https://www.ncbi.nlm.nih.gov/pmc/articles/PMC5754567/

European Commission (2014a)
    Green Paper on mobile health ("mHealth"), URL: https://ec.europa.eu/digital-
    single-market/en/news/green-paper-mobile-health-mhealth

European Commission (2015)
    mHealth in Europe: Preparing the ground – consultation results published, URL:
    https://ec.europa.eu/digital-single-market/en/news/mhealth-europe-preparing-
    ground-consultation-results-published-today

European Commission (2016)
    Current initiatives to unlock the potential of mobile health in Europe, URL:
    https://ec.europa.eu/digital-single-market/en/news/current-initiatives-unlock-
    potential-mobile-health-europe

FAMHP (o. J.)
    Classification, URL: https://www.famhp.be/en/human_use/health_products/
    medical_devices_accessories/generalities/classification

FOM (2019)
    DigiCare country, Ländliche Regionen im Fokus der Implementierung digitaler
    gesundheitlicher und pflegerischer Versorgung, URL: https://www.fom.de/
    forschung/institute/ifgs-institut-fuer-gesundheit-und-soziales/digicare-country.htm

Fraunhofer/FOKUS (o. J.)

APPKRI Meta-Kriterienkatalog für die Beschreibung und Bewertung von Gesundheits-Apps, URL: https://ehealth-services.fokus.fraunhofer.de/BMG-APPS/

HAS (2009)

Medical device assessment in France, URL: https://www.has-sante.fr/upload/docs/application/pdf/2010-03/guide_dm_gb_050310.pdf

HAS (2016a)

Good practice guidelines on health apps and smart devices (mobile health or mhealth), URL: https://www.has-sante.fr/jcms/c_2681915/en/good-practice-guidelines-on-health-apps-and-smart-devices-mobile-health-or-mhealth

HAS (2016b)

Good Practice Guidelines on Health Apps and Smart Devices (Mobile Health or mHealth), URL: https://www.has-sante.fr/upload/docs/application/pdf/2017-03/dir1/good_practice_guidelines_on_health_apps_and_smart_devices_mobile_health_or_mhealth.pdf

HAS (2019a)

Assessment principles established by the Medical Device and Health Technology Evaluation Committee (CNEDiMTS) to determine the reimbursement eligibility of medical devices for individual use, URL: https://www.has-sante.fr/upload/docs/application/pdf/2019-11/assessment_principles_established_by_cnedimts.pdf

HAS (2019b)

Commission nationale d'évaluation des dispositifs médicaux et des technologies de santé, Seite 6-22, URL: https://www.has-sante.fr/jcms/c_419486/fr/commission-nationale-d-evaluation-des-dispositifs-medicaux-et-des-technologies-de-sante

HAS (2019b)

Commission nationale d'évaluation des dispositifs médicaux et des technologies de santé, Seite 23-32, URL: https://www.has-sante.fr/jcms/c_419486/fr/commission-nationale-d-evaluation-des-dispositifs-medicaux-et-des-technologies-de-sante

HAS (2019c)

Déposer une demande de rencontre pré-dépôt avec le SEESP, URL: https://www.has-sante.fr/jcms/c_1627022/fr/depot-d-un-dossier-en-vue-d-un-avis-d-efficience

HAS (2020)

LPPR: Dossier submission to the Medical Device and Health Technology Evaluation Committee, Seite 23-25 und 28-30, URL: https://www.has-sante.fr/plugins/ModuleXitiKLEE/types/FileDocument/doXiti.jsp?id=c_2964238

HAS (2020)

LPPR: Dossier submission to the Medical Device and Health Technology Evaluation Committee, Seite 26, URL: https://www.has-sante.fr/plugins/ModuleXitiKLEE/types/FileDocument/doXiti.jsp?id=c_2964238

HAS (2020)

LPPR: Dossier submission to the Medical Device and Health Technology Evaluation Committee, Seite 32, URL: https://www.has-sante.fr/plugins/ModuleXitiKLEE/types/FileDocument/doXiti.jsp?id=c_2964238

Heitmann K.U. et al. (2020)

Interoperabilität 2025, gematik. Stand 06.08.2020, Version 1.6, Seite 6, URL: https://www.gematik.de/fileadmin/user_upload/gematik/files/Publikationen/Interoperabilitaet_2025_Teil_A_v16.pdf

HIMSS (o. J.)

Interoperability in Healthcare, URL: https://www.himss.org/resources/
interoperability-healthcare

HIMSS (2013)

Definition of Interoperability, URL: https://www.himss.org/sites/hde/files/d7/
FileDownloads/HIMSS%20Interoperability%20Definition%20FINAL.pdf

HIMSS (2020)

HIMSS Defines Digital Health for the Global Healthcare Industry, URL:
https://www.himss.org/news/himss-defines-digital-health-global-healthcare-
industry

Huot L. et al. (2012)

Medical device assessment: scientific evidence examined by the French national
agency for health – a descriptive study, BMC Public Health. 2012;2:585, URL:
https://www.ncbi.nlm.nih.gov/pmc/articles/PMC3490794/

IGES Institut (2020)

Digital Medicine Conference, URL: https://www.iges.com/veranstaltungen/
ankuendigungen/digital-medicine-conference/index_ger.html

INAMI (2015)

eHealth 2015-2018 action plan, action point 19, URL: https://www.riziv.fgov.be/
SiteCollectionDocuments/actiepunt19_point_action19.pdf

INAMI (2016)

Brève description des 24 projets retenus, URL: https://www.riziv.fgov.be/
SiteCollectionDocuments/mobile_health_esante_24projets.pdf

INAMI (2018)

Mobile Health dans le cadre du Plan d'actions e-santé: Projets pilotes, URL:
https://www.riziv.fgov.be/fr/themes/qualite-soins/e-sante/Pages/mobile-
health.aspx

Intertrust (2020)

Intertrust Releases 2020 Security Report on Global mHealth App Threats, URL:
https://www.intertrust.com/news/intertrust-releases-2020-security-report-on-
global-mhealth-app-threats/

Knöppler K. et al. (2016)

Digital-Health-Anwendungen für Bürger: Kontext, Typologie und Relevanz aus
Public-Health-Perspektive – Entwicklung und Erprobung eines Klassifikationsverfahrens, Bertelsmann Stiftung, URL: https://www.bertelsmann-stiftung.de/
fileadmin/files/BSt/Publikationen/GrauePublikationen/Studie_VV_Digital-
Health-Anwendungen_2016.pdf

Kostera T. et al. (2020a)

E-Health-Strategie: Warum wir einen integrierten Ansatz für Europa brauchen,
URL: https://blog.der-digitale-patient.de/e-health-strategie/

Kostera T. et al. (2020b)

Impulse für eine integrierte europäische E-Health-Strategie: Forschung,
Versorgung, digitaler Gesundheitsmarkt, Bertelsmann Stiftung, URL:
https://www.bertelsmann-stiftung.de/fileadmin/files/BSt/Publikationen/
GrauePublikationen/VV_Impulse_Ehealth.pdf

Kramer U. et al. (2019)

DNVF-Memorandum – Gesundheits- und Medizin-Apps (GuMAs),
Gesundheitswesen. 2019;81(10):e154-e170, URL: https://www.thieme-
connect.com/products/ejournals/abstract/10.1055/s-0038-1667451

Kramer U. (2020)

    Rechtsverordnung zum DVG: Der steinige Weg ins DiGA-Verzeichnis, HealthOn, URL: https://www.healthon.de/blogs/2020/02/17/rechtsverordnung-zum-dvg-der-steinige-weg-ins-diga-verzeichnis

McCinsey & Company (2018)

    Digitalisierung im Gesundheitswesen: die 34-Milliarden-Euro-Chance für Deutschland, URL: https://www.mckinsey.de/news/presse/2018-09-27-digitalisierung-im-gesundheitswesen

mHealthBelgium (o. J.)

    Validation pyramid, URL: https://mhealthbelgium.be/validation-pyramid

MHRA (2020)

    Guidance: Medical device stand-alone software including apps (including IVDMDs), URL: https://assets.publishing.service.gov.uk/government/uploads/system/uploads/attachment_data/file/890025/Software_flow_chart_Ed_1-06_FINAL.pdf

Ministère des Solidarités et de la Santé (2016)

    Stratégie nationale e-santé 2020, URL: https://solidarites-sante.gouv.fr/IMG/pdf/strategie_e-sante_2020.pdf

Ministère des Solidarités et de la Santé (2017)

    550 millions d'euros investis sur 5 ans pour accompagner les établissements de santé dans le virage numérique, URL: https://solidarites-sante.gouv.fr/archives/archives-presse/archives-communiques-de-presse/article/550-millions-d-euros-investis-sur-5-ans-pour-accompagner-les-etablissements-de

Mutebi I. et al. (2018)

    Perceptions on mobile health in the primary healthcare setting in Belgium, Mhealth. 2018 Sep 30;4:44, URL: http://mhealth.amegroups.com/article/view/21627/21161

NHS (2015)

    NHS England's Medical Director launches search for pioneering healthcare innovators, URL: https://www.england.nhs.uk/2015/01/nia/

NHS (2016)

    NHS Chief launches new fast track funding so NHS patients get treatment innovations faster, URL: https://www.england.nhs.uk/2016/06/treatment-innovations/

NHSX (o. J.)

    Section B of the Digital Technology Assessment Criteria (DTAC): Value proposition, URL: https://www.nhsx.nhs.uk/key-tools-and-info/designing-and-building-products-and-services/value-proposition-non-assessed-section/

Our Mobile Health (2019)

    Rigorous App Assessment and Review Process, URL: https://www.ourmobilehealth.com/our-process.html

Patsopoulos N.A. et al. (2011)

    A pragmatic view on pragmatic trials, Dialogues Clin Neurosci. 2011 Jun;13(2):217-224, URL: https://www.ncbi.nlm.nih.gov/pmc/articles/PMC3181997/

Schmitz P. (2020)

    Innovationsbremse Datenschutz? URL: https://www.security-insider.de/innovationsbremse-datenschutz-a-968970/

Schuhen M. (2020)

    Das Alter spielt bei digitaler Kompetenz eine geringere Rolle als gedacht, URL: https://www.wiwi.uni-siegen.de/wiwi/wid/aktuelles/oeffentlichkeit/896719.html

Snowdon A. (2020)

Digital Health: A Framework for Healthcare Transformation, HIMSS. URL: https://image.emailhimss.org/lib/fe3a117171640479771772/m/1/381f521e-9259-4e99-af92-0a9bc6d37ea5.pdf

Stoyanov S.R. et al. (2015)

Mobile App Rating Scale: A New Tool for Assessing the Quality of Health Mobile Apps, JMIR Mhealth Uhealth. 2015;3(1):e27, URL: https://mhealth.jmir.org/2015/1/e27/

Stoyanov S.R. et al. (2016)

Development and Validation of the User Version of the Mobile Application Rating Scale (uMARS), JMIR Mhealth Uhealth. 2016;4(2):e72, URL: https://mhealth.jmir.org/2016/2/e72/

SVDGV (2020)

Stellungnahme zum Referentenentwurf der DiGAV, URL: https://www.digitalversorgt.de/wp-content/uploads/2020/02/SVDGV_ Stellungnahme-zum-Referentenentwurf-DiGAV.pdf

Syntec Numérique (2017)

L'alliance eHEALTH france salue la mise en place du comité stratégique du numérique en santé, URL: https://syntec-numerique.fr/actu-informatique/comite-strategique-numerique-sante

The MedTech Week (2019)

Reimbursement of Digital Health Solutions: Belgium, URL: https://assets.medtechweek.eu/Hot-Topics-2019-documents/Digital-Health-Reimbursement-BEL.pdf

The Telegraph (2016)

Digital technology could help 'save the NHS' from financial meltdown, URL: https://www.telegraph.co.uk/news/2016/06/16/digital-technology-could-help-save-the-nhs-from-financial-meltdo/

TUB/MiG (2019)

I.DiGA: Wege zu einer besseren Implementierung von digitalen Gesundheits-anwendungen in die Gesundheitsversorgung der GKV, URL: https://www.mig.tu-berlin.de/menue/research/aktuelle_projekte/idiga/

TUB/MiG (2019a)

I.DiGA: Wege zu einer besseren Implementierung von digitalen Gesundheits-anwendungen in die Gesundheitsversorgung der GKV, Diskussionspapier Workshop 1 „Digitale Gesundheitsanwendungen: Ansätze für eine Kategori-sierung", URL: https://www.mig.tu-berlin.de/fileadmin/a38331600/I.DiGA_ Diskussionspapier_Workshop_1.pdf

TUB/MiG (2019b)

I.DiGA: Wege zu einer besseren Implementierung von digitalen Gesundheits-anwendungen in die Gesundheitsversorgung der GKV, Ergebnispapier Workshop 1 „Digitale Gesundheitsanwendungen: Ansätze für eine Kategorisierung", Punkt 3 „Scoring-Modell", URL: https://www.mig.tu-berlin.de/fileadmin/a38331600/ sonstiges/I.DiGA_Workshop1_Ergebnispapier.pdf

TUB/MiG (2020)
    I.DiGA: Wege zu einer besseren Implementierung von digitalen Gesundheits-
    anwendungen in die Gesundheitsversorgung der GKV, Diskussionspapier
    Workshop 5 „Digitale Gesundheitsanwendungen: Preisbildungs- und
    Vergütungssystematiken und weitere Anreizstrukturen von DiGA", Punkt 5
    „Vergütungs- und Preisbildungssystematiken für DiGA", URL:
    https://www.mig.tu-berlin.de/fileadmin/a38331600/2019.teaching.ws/2020.
    lectures/I.DiGA_Diskussionspapier_Workshop_01.04.2020.pdf
VDE (2020a)
    Digitale Gesundheitsanwendungen (DiGA): Medizinische Apps auf Rezept, URL:
    https://meso.vde.com/de/digitale-gesundheitsanwendungen-diga-apps-auf-rezept/
VDE (2020b)
    Digitale Gesundheitsanwendungen (DiGA): Medizinische Apps auf Rezept,
    Fachveranstaltung, URL: https://meso.vde.com/de/digitale-
    gesundheitsanwendungen-diga/
WHO (2003)
    Adherence to Long-Time Therapies: Evidence for action, URL:
    https://www.who.int/chp/knowledge/publications/adherence_full_report.pdf
WHO (2011)
    mHealth: New horizons for health through mobile technologies, URL:
    https://apps.who.int/iris/bitstream/handle/10665/44607/9789241564250_eng.pdf
Wicklund E. (2019)
    UK's NHS Moves to Fast-Track mHealth App Validation Process, mHealth-
    Intelligence, URL: https://mhealthintelligence.com/news/uks-nhs-moves-to-fast-
    track-mhealth-app-validation-process
Wicks P. et al. (2015)
    'Trust but verify' – five approaches to ensure safe medical apps, BMC Med.
    2015;13,205, URL: https://bmcmedicine.biomedcentral.com/articles/10.1186/
    s12916-015-0451-z
Wild C. et al. (2020)
    Framework zur Unterstützung von Refundierungsentscheidungen zu digitalen
    Gesundheitsanwendungen, AIHTA, URL: https://eprints.aihta.at/1279/1/HTA-
    Projektbericht_Nr.134.pdf

Anhang 1: Relevante Internetadressen zum Text

AHSN (o. J.)
    Academic Health Science Networks, URL: https://www.ahsnnetwork.com/
AOK Nordost (2020)
    #eHealthCon, URL: https://www.aok.de/kp/nordost/ehealthcon/
Apple (o. J.)
    Apple Health, URL: https://www.apple.com/de/ios/health/
BÄK (o. J.)
    Health Technology Assessment, URL:
    https://www.bundesaerztekammer.de/aerzte/qualitaetssicherung/health-
    technology-assessment/
Bertelsmann Stiftung (o. J.)
    #SmartHealthSystems, URL: https://www.bertelsmann-stiftung.de/de/unsere-
    projekte/der-digitale-patient/projektthemen/smarthealthsystems/
Belgien (o. J.)
    Digital Belgium, URL: http://digitalbelgium.be/
Belgien (o. J.)
    eHealth 2015-2018 action plan, URL: http://www.plan-esante.be/
Belgien (o. J.)
    eHealth-Plattform, URL: https://www.ehealth.fgov.be/
Belgien (o. J.)
    Federal Agency for Medicines and Health Products (FAMHP), URL:
    https://www.famhp.be/
Belgien (o. J.)
    FPS Public Health, URL: https://www.health.belgium.be/
Belgien (o. J.)
    INAMI, URL: https://www.inami.fgov.be/
Belgien (o. J.)
    mHealthBelgium, URL: http://www.mhealthbelgium.be/
Belgien (o. J.)
    Mijngezondheid, URL: https://www.mijngezondheid.belgie.be/
Belgien (o. J.)
    National Institute for Health and Disability Insurance (NIHDI) (Rijksinstituut
    voor ziekte- en invaliditeitsverzekering (RIZIV)), URL:
    https://www.riziv.fgov.be/
Bertelsmann Stiftung (o. J.)
    Roadmap Digitale Gesundheit, URL: https://blog.der-digitale-patient.de/roadmap/
Bertelsmann Stiftung (o. J.)
    Weisse Liste TrustedHealthApps, URL: https://www.trustedhealthapps.org/
BfArM (o. J.)
    DiGA-Verzeichnis, URL: https://diga.bfarm.de/de/verzeichnis/
BfArm (o. J.)
    Fast-Track-Verfahren für DiGA Antragsportal, URL: https://diga.bfarm.de/
    antrag/de
BluetoothSIG (o. J.)
    Bluetooth Health Device Profile, URL: https://www.bluetooth.com/de/
    specifications/assigned-numbers/health-device-profile/

BluetoothSIG (2009)

Bluetooth Health Device Profile Implementation Guide, URL: https://www.bluetooth.com/wp-content/uploads/2019/03/HDP-Implementation_WP_V10.pdf

BMJV (o. J.)

Bundesdatenschutzgesetz, URL: http://www.gesetze-im-internet.de/bdsg_2018/

BMJV (o. J.)

Gesetz über Medizinprodukte, URL: https://www.gesetze-im-internet.de/mpg/

BMJV (o. J.)

Sozialgesetzbuch (SGB) Fünftes Buch (V), URL: https://www.gesetze-im-internet.de/sgb_5/

BSI (o. J.)

IT-Grundschutz-Kompendium, URL: https://www.bsi.bund.de/SharedDocs/Downloads/DE/BSI/Grundschutz/Kompendium/html_kompendium2020.html

BSI (2017)

BSI-Standard 200-1, URL: https://www.bsi.bund.de/SharedDocs/Downloads/DE/BSI/Grundschutz/BSI_Standards/standard_200_1.html

BSI (2017)

BSI-Standard 200-2, URL: https://www.bsi.bund.de/SharedDocs/Downloads/DE/BSI/Grundschutz/BSI_Standards/standard_200_2.html

BSI (2017)

BSI-Standard 200-3, URL: https://www.bsi.bund.de/SharedDocs/Downloads/DE/BSI/Grundschutz/BSI_Standards/standard_200_3.html

BSI (2020)

TR-03107-1, URL: https://www.bsi.bund.de/SharedDocs/Downloads/DE/BSI/Publikationen/TechnischeRichtlinien/TR03107/TR-03107-1_Anforderungen.html

BSI (2020)

TR-03161, URL: https://www.bsi.bund.de/SharedDocs/Downloads/DE/BSI/Publikationen/TechnischeRichtlinien/TR03161/BSI-TR-03161.html

BVMed (2020)

Digital Health, URL: https://www.bvmed.de/de/versorgung/digitalhealth

Cochrane (o. J.)

Health Technology Assessment, URL: https://www.cochrane.de/de/hta

CONSORT (o. J.)

CONSORT Statement, URL: http://www.consort-statement.org/

Deutscher Bundestag (2019)

Gesetz für eine bessere Versorgung durch Digitalisierung und Innovation (Digitale-Versorgung-Gesetz DVG), URL: https://www.bgbl.de/xaver/bgbl/start.xav?startbk=Bundesanzeiger_BGBl&start=%2F%2F*[%40attr_id=%27bgbl119s2562.pdf%27]#__bgbl__%2F%2F*%5B%40attr_id%3D%27bgbl119s2562.pdf%27%5D__1607413677858

DIA Event und Promotion GmbH (o. J.)

DiaDigital – Apps, URL: https://www.diadigital.de/

DIMDI (o. J.)

Health Technology Assessment, URL: https://www.dimdi.de/dynamic/de/weitere-fachdienste/health-technology-assessment/

DIMDI (o. J.)

Deutsches Register klinischer Studien, URL: https://www.dimdi.de/dynamic/de/weitere-fachdienste/deutsches-register-klinischer-studien/

DiMe (o. J.)

Digital Medicine Society (DiMe), URL: https://www.dimesociety.org/

DMEA (2020)
  Connecting Digital Health, Archiv, URL: https://www.dmea.de/About/
  Mediathek/Vortragsarchiv2019/
Europäisches Parlament (1993)
  Council Directive 93/42/EEC of 14 June 1993 concerning medical devices, URL:
  http://data.europa.eu/eli/dir/1993/42/oj
Europäisches Parlament (2008)
  Verordnung (EG) Nr. 765/2008, URL: http://data.europa.eu/eli/reg/2008/765/oj
Europäisches Parlament (2016)
  EU 2016/679 Datenschutz-Grundverordnung, URL: https://eur-lex.europa.eu/
  legal-content/DE/TXT/HTML/?uri=CELEX:32016R0679&from=DE
Europäisches Parlament (2017)
  Verordnung EU 2017/745 über Medizinprodukte, URL:
  http://data.europa.eu/eli/reg/2017/745/oj
European Commission (o. J.)
  Horizon 2020, URL: https://ec.europa.eu/programmes/horizon2020/
European Commission (2014b)
  mHealth, URL: https://ec.europa.eu/digital-single-market/en/mhealth
European Commission (2020)
  Privacy Code of Conduct on mobile health apps, URL: https://ec.europa.eu/
  digital-single-market/en/privacy-code-conduct-mobile-health-apps
Frankreich (o. J.)
  Agence nationale de la sécurité des systèmes d'information (ANSSI), URL:
  https://www.ssi.gouv.fr/
Frankreich (o. J.)
  Agence nationale de sécurité du médicament et des produits de santé (ANSM),
  URL: https://ansm.sante.fr/
Frankreich (o. J.)
  Commission Nationale de l'Informatique et des Libertés (CNIL), URL:
  https://www.cnil.fr/
Frankreich (o. J.)
  Haute Autorité de Santé (HAS), URL: https://www.has-sante.fr/
Frankreich (o. J.)
  L'Alliance eHealth France, URL: http://ehealthfrance.com/
Frankreich (o. J.)
  Légifrance, URL: https://www.legifrance.gouv.fr/
Fraunhofer/FOKUS (o. J.)
  NFC eGK Machbarkeitsstudie (AsK), URL: http://ask.fokus.fraunhofer.de/
  ergebnisse/
GDPR (o. J.)
  Complete guide to GDPR compliance, URL: https://gdpr.eu/
gematik (o. J.)
  vesta Verzeichnis, URL: https://www.vesta-gematik.de/
Google (o. J.)
  Google Fit, URL: https://play.google.com/store/apps/details?id=com.google.
  android.apps.fitness&hl=de
HAS (2019d)
  Medical Device and Health Technology Evaluation Committee (CNEDiMTS),
  URL: https://www.has-sante.fr/jcms/c_2036238/en/medical-device-and-health-
  technology-evaluation-committee-cnedimts

Health Computing (o. J.)
    Digital Health, URL: https://www.healthcare-computing.de/digital_health/
HIH (2020a)
    Digital Medicine Week 2021, URL: https://dmw.hih-2025.de/
HIH (2020b)
    International DiGA Summit, URL: https://hih-2025.de/international-diga-summit-
    summary-video-docs-next-steps/
HL7 (o. J.)
    HL7 FHIR, URL: http://www.hl7.org/fhir/R4/
HL7 (o. J.)
    HL7 Personal Health Device FHIR Implementation Guide, URL:
    http://www.hl7.org/fhir/uv/phd/2019May/toc.html
IEEE (o. J.)
    ISO/IEEE 11073 Device Specification, URL: https://standards.ieee.org/search-
    results.html?q=11073
IHE (o. J.)
    IHE Profiles, URL: https://www.ihe.net/resources/profiles/
KBV (o. J.)
    MIO Medizinische Informationsobjekte, URL: https://mio.kbv.de/
L'Assurance Maladie (2020)
    La liste des produits et prestations – LPP, URL: https://www.ameli.fr/medecin/
    exercice-liberal/remuneration/nomenclatures-codage/liste-produits-prestations-lpp
Med Tech Reimbursement Consulting (2020)
    mHealth, URL: https://mtrconsult.com/news/mhealth
NHS (o. J.)
    Academic Health Science Networks, URL: https://www.england.nhs.uk/ourwork/
    part-rel/ahsn/
NHS (o. J.)
    NHS Apps Library, URL: https://www.nhs.uk/apps-library/
NHS (o. J.)
    NHS Innovation Accelerator, URL: https://nhsaccelerator.com/
NHS (2018a)
    DCB0129: Clinical Risk Management: its Application in the Manufacture of
    Health IT Systems, URL: https://digital.nhs.uk/data-and-information/information-
    standards/information-standards-and-data-collections-including-extractions/
    publications-and-notifications/standards-and-collections/dcb0129-clinical-risk-
    management-its-application-in-the-manufacture-of-health-it-systems
NHS (2018b)
    DCB0160: Clinical Risk Management: its Application in the Deployment and Use
    of Health IT Systems, URL: https://digital.nhs.uk/data-and-information/
    information-standards/information-standards-and-data-collections-including-
    extractions/publications-and-notifications/standards-and-collections/dcb0160-
    clinical-risk-management-its-application-in-the-deployment-and-use-of-health-it-
    systems
NHS (2018c)
    Digital Assessment Questionnaire V2.1, URL: https://developer.nhs.uk/wp-
    content/uploads/2018/09/Digital-Assessment-Questions-V2.1-Beta-PDF.pdf
NHS Digital (o. J.)
    Developer hub, URL: https://digital.nhs.uk/developer/

NHS Digital (2020a)
   Clinical Safety documentation, URL: https://digital.nhs.uk/services/clinical-safety/documentation

NHS Digital (2020b)
   Solution Assurance, URL: https://digital.nhs.uk/services/solution-assurance

NHSX (o. J.)
   Digital Technology Assessment Criteria, URL: https://www.nhsx.nhs.uk/key-tools-and-info/designing-and-building-products-and-services/

NHSX (o. J.)
   NHSX, URL: https://www.nhsx.nhs.uk/

Our Mobile Health (o. J.)
   Our Mobile Health, URL: https://www.ourmobilehealth.com/

RANKED Health (o. J.)
   RANKED Health, URL: https://www.rankedhealth.com/

WHO (o. J.)
   Clinical Trials Registry Platform, URL: https://www.who.int/clinical-trials-registry-platform

WHO (o. J.)
   EU mHealth Hub Project – Horizon 2020, URL: https://www.who.int/ncds/prevention/be-healthy-be-mobile/hubs/en/

WHO (o. J.)
   Health Technology Assessment, URL: https://www.who.int/medical_devices/assessment/en/

WHO-ITU (o. J.)
   European mHealth Hub, URL: https://mhealth-hub.org/health-apps-repositories-in-europe

ZTG GmbH (2020)
   Deutscher Interoperabilitätstag, URL: https://www.interop-tag.de/

Anhang 2: Weiterführende Literatur zum Thema

Baas J. (Hrsg.) (2020)
   Digitale Gesundheit in Europa: menschlich, vernetzt, nachhaltig, Medizinisch
   Wissenschaftliche Verlagsgesellschaft, Berlin
Brönneke J.B., Debatin J.F., Hagen J., Kircher P., Matthies H., unter Mitarbeit von
Heitmann K., Oesterhoff E., Stachwitz P. (2020)
   DiGA VADEMECUM: Was man zu Digitalen Gesundheitsanwendungen wissen
   muss, Medizinisch Wissenschaftliche Verlagsgesellschaft, Berlin
Craig P. et al. (2008)
   Developing and evaluating complex interventions: the new Medical Research
   Council guidance, BMJ. 2008;337:a1655, URL: https://www.bmj.com/content/
   337/bmj.a1655
Hoffmann W. et al. (2018)
   Leitlinien und Empfehlungen zur Sicherung von Guter Epidemiologischer Praxis
   (GEP), Deutsche Gesellschaft für Epidemiologie (DGEpi), URL:
   https://www.dgepi.de/assets/Leitlinien-und-Empfehlungen/Leitlinien_fuer_Gute_
   Epidemiologische_Praxis_GEP_vom_September_2018.pdf
Matusiewicz D., Pittelkau C., Elmer A. (Hrsg.) (2017)
   Die Digitale Transformation im Gesundheitswesen: Transformation, Innovation,
   Disruption, Medizinisch Wissenschaftliche Verlagsgesellschaft, Berlin
Moore G.F. et al. (2015)
   Process evaluation of complex interventions: Medical Research Council guidance,
   BMJ. 2015;350:h1258; URL: https://www.bmj.com/content/350/bmj.h1258
Pfaff H. et al. (2009)
   Memorandum III: Methoden für die Versorgungsforschung (Teil I), Gesundheits-
   wesen. 2009;71(8/09):505-510, URL: https://www.thieme-connect.de/products/
   ejournals/abstract/10.1055/s-0029-1234066
Swart E. et al. (2015)
   Gute Praxis Sekundärdatenanalyse (GPS): Leitlinien und Empfehlungen, Gesund-
   heitswesen. 2015;77(02):120-126, URL: https://www.thieme-connect.de/products/
   ejournals/abstract/10.1055/s-0034-1396815